Verzeichnis der besprochenen Bücher.

Fortsetzung siehe 3. Umschlagseite.

Fortschritte des Kinderschutzes und der Jugendfürsorge

Vierteljahrshefte
des Archivs deutscher Berufsvormünder

herausgegeben von

Professor Dr. Chr. J. Klumker-Wilhelmsbad

Zweiter Jahrgang

Heft 1

Dr. Hertha Siemering

Fortschritte der deutschen Jugendpflege von 1913 bis 1916

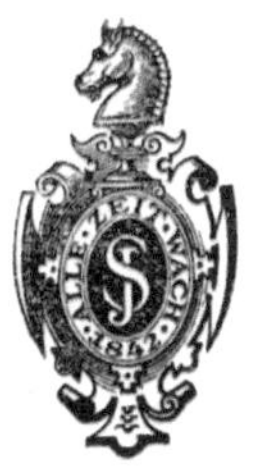

Springer-Verlag Berlin Heidelberg GmbH 1916

ISBN 978-3-662-32162-1 ISBN 978-3-662-32989-4 (eBook)
DOI 10.1007/978-3-662-32989-4

Fortschritte des Kinderschutzes und der Jugendfürsorge

Vierteljahrshefte
des Archivs deutscher Berufsvormünder

herausgegeben von

Professor Dr. Chr. J. Klumker-Wilhelmsbad

Erster Jahrgang. 1913/14

(Heft 1—4)

Springer-Verlag Berlin Heidelberg GmbH 1914

Verzeichnis der besprochenen Bücher.

Seite

Greve, Fr., u. Kumbruch, Fr.: Leitfaden f. prakt. Unfallverhütung unter bes. Berücksicht. d. Metallindustrie hrsg. v. d. Maschinenbau- u. Kleineisenindustrie-Berufsgenossenschaft zu Düsseldorf. Strucken, Düsseldorf 1912. M. 3.— . . . 68

Grob: Anspruch des Kindes auf Erziehung. Dissert. Zürich 1912 . 19

Hahn, M.: Berufswahl u. körperl. Anlagen. Oldenbourg, München 1904. M. 0.40 47

Hartmann: Referat, betr. F.-E. Zentralbl. f. Vormundschaftswesen 1912/13. 27

Heilerziehungsheim Leipzig-Kleinmeusdorf. Zentralbl. f. Vormundschaftswesen 1912/13, S. 262 76

Heim, Heil- u. Erholungsstätten für Kinder in Deutschland. Hrsg. von A. Keller. I. Bd. Marhold, Halle 1913. M. 18.— 79

Helenenhof für psychopath. weibl. Fürs.-Erzieh.-Zöglinge in Potsdam. Zentralbl. f. Vormundschaftswesen 1911/12, S. 214 77

Hell, Elisabeth: Jugendl. Schneiderinnen u. Näherinnen in München. Ihre wirtschaftl. Lage und handwerksmäßige Ausbildung. Cotta Nachf., Stuttgart 1911. M. 4.— 55

Hentig, E. v.: Ein modernes Jugendgesetz. Leipzig 1912 13

Jahrbuch der deutschen Jugendfürsorge in Böhmen. Hrsg. v. d. Zentralst. f. deutsche Waisenpflege u. Jugendfürsorge in Böhmen. Bearb. v. H. Heller, Prag; Selbstverl. d. Zentralst. Jg. I 1908, Jg. II 1909 118

Jahresberichte d. Gew.-Auff.-Beamten u. Bergbehörden f. d. Jahr 1909. Amtl. Ausg. 4 Bde. Decker, Berlin 1910. M. 25.— 59

Jahresbericht 1911/12 des Magistrats Berlin 76

Jakoby: Ist das Vormundschaftsgericht Verwaltungsbehörde oder Gericht? Diss. Borna u. Leipz. 1912 2

Jauch, Bernh.: Gewerbl. Lehrlingswesen in Deutschland seit dem Inkrafttreten des Handwerkergesetzes v. 1897 mit bes. Berücks. Badens. Herder, Freiburg 1911. M. 3.60 55

Josef, Dr. Eugen: Die freiwillige Gerichtsbarkeit. Helwing, Hannover 1913. ca. M. 6.— 1

Kaup, J.: Die jugendl. Arbeiter in Deutschland. III. Schädigungen von Leben u. Gesundheit der Jugendl. Fischer, Jena 1911. M. —.35 48

Kaup, J.: Sozialhyg. Vorschläge zur Ertüchtigung unserer Jugendlichen. Heymann, Berlin 1911. M. 0.40. 45 u. 48

Seite

Keller-Klumker, Säuglingsfürsorge u. Kinderschutz in den europäischen Staaten. Ein Handbuch. Bd. 1 u. 2. Springer, Berlin 1910 u. 1912 . . . . mehrmals

Kestner, Fritz: Nachtarbeit jugendl. Arbeiter in Walzwerken, Hammerwerken u. Glashütten. Jahrb. f. Nat.-Ök. u. Stat., 3. F., Bd. 40, S. 353, 1910 59

Kinderschutzkommission der sozialdemokrat. Partei und der Gewerkschaftskommission von Berlin u. Umgeg. Bericht v. 1. VII. 1911 bis 30. VI. 1912, v. H. Barenthin. Singer & Co., Berlin 1912 . . . 43

Kluge: Wie weit ist die prakt. Mitarbeit der Psychiatrie bei der Fürsorgeerziehung gediehen? Zentralblatt für Vormundschaftswesen 1912/13, S. 282 76

Klumker, Chr. J.: Beobachtungsheime, Reiseerfahrungen a. Dänemark. Jahrb. d. Fürs. 1910, hrsg. v. Prof. Klumker. Böhmert, Dresden 1910. M. 4.— 75

Klumker, Chr. J., u. Keller, A.: Säuglingsfürsorge u. Kinderschutz in den europ. Staaten. Abschnitt „Norwegen". Springer, Berlin 1912. 2 Bde. M. 67.— . . . 15

Klumker, Chr. J., u. Ruland, L.: Findelhaus. Zentralbl. f. Vormund schaftswesen 1913/14, S. 203 . . 98

Klumker, Chr. J., u. Ruland, L.: Findelhaus. Deutsche Lit.-Ztg. 1914, Nr. 12, Sp. 557 98

Knaut, P.: Selbstverwaltung der ält. Fürsorgezögl. Verhdl. d. allgem. Fürs.-Erz.-Tages in Dresden. Marhold, Halle 1912, S. 59. M. 2.— 84

Koppe: Zuständigkeitswechsel u. Beschwerdezug. Rhein. Arch. 1912, 24

Lallemand: Histoire de la charité. Picard et fils 1906. . . . 98 u. 100

Landsberg, J. F.: Jugendgericht. Helwing, Hannover 1912. M. 2.50 6

Landsberg, J. F.: Die öffentl. Erziehung der gefährdeten Jugend. Helwing, Hannover 1913. M. 2.50 5

Landsberg: Reform der Zuständigkeit (betr. Unterst.-Wohns.). Jahresber. d. Ver. Kinderschutz, Frankfurt a. M. 1912 22

Lehrlingsausbildung in Industrie Handw. u. Handel. Soz. Praxis. 1912, S. 823 51

Lehrlingswesen. 2 S. Concordia 1912, S. 157; 1913, S. 17 . . 52

Lehrlingswesen, das, und die Berufserziehung des gewerbl. Nachwuchs. Vorber. u. Verh. d. 5. Konf. d. Zentralst. f. Volkswohlf. in Elberf. Heymann, Berlin 1912. M. 10.—. 49

Seite

Lempp, Ed.: Gesch. d. Stuttg. Waisenh. 1710—1910. Ev. Gesellsch., Stuttgart 1910. M. 1.50 97

Lischnewska, Mar.: Mädchengewerbeschul. f. Damenschneid. Zeitschr. f. gewerblich. Unterr. 1912. Seemann, Leipzig 1913. M. 0.50 . . 57

Liszt, Ed. v.: Die Pflichten des außerehelichen Konkubinaten. Wien u. Leipzig 1907 118

Maß, Konrad: Jugendpflege u. Berufswahl. Concordia 1913, S. 47 51

Mönkemöller, August Cramer. Zentralbl. f. Vormundschaftswesen 1912/13, S. 141 77

Münsterberg, E.: Die deutsche Armengesetzgebung und das Material zu ihrer Reform. Duncker & Humblot, Leipzig 1887. M. 12.—. . 97

Niestroj: Die Berufsvormundschaft und ihre Probleme. Ziemsen, Berlin 1913. M. 3.— 19

Paultre: La repress. de la mendicité sous l'ancien Régime. Paris, Libr. de la société de receuil. Sirey & du journal du palais, 06 . . .100

Petersen: Erziehungsanstalten — Familiensystem — Familienpflege, in Enzyklopäd. Handb. d. Kinderschutzes u. d. Jugendfürs. Hrsg. v. Heller, Schiller u. Taube. 2 Bde. Engelmann, Leipzig 1911. M. 60.— 74

Petersen, Joh.: Die Hamburgische öffentl. Jugendfürsorge. Meißner, Hamburg 1911 18

Petersen: 700 Lebensläufe von Waisenzöglingen. Zeitschr. f. d. Armenwesen 1911, S. 76 . . . 74

Pflege der schulentl. weibl. Jugend. Vorber. u. Verh. d. 6. Konf. d. Zentralst. f. Volkswohlf. Danzig 1912. Heymann, Berlin 1913. M. 5.— 45

Ratzinger, Gg.: Geschichte d. kirchl. Armenpfl. Herder, Freiburg 1884. M. 8.— 97

Rohmer, Gust.: Hausarbeitsgesetz v. 20. XII. 1911. Beck, München 1912. M. 1.80 30

Rühle, Otto: Das proletar. Kind. Langen, München 1911 9

Ruland, Ludwig: Das Findelhaus. Heymann, Berlin 1913. M. 2.— 98

Schmitz, L., u. Wichmann, A.: Zusammenstellung der in den Kulturstaaten geltenden gesetzl. Best. über die Staatsangehörigkeit. Daubenspeck & Fastenrath, Duisburg-Ruhrort 1908 109

Schulz, M. v., s. Agahd 38

Seiffert, P.: Arbeitserziehung und Berufsausbildung der schulentlass. Fürsorgezöglinge. Zentralbl. f. Vormundschaftswesen 1911/12, S. 97. 79

Seite

Seiffert: Die deutschen Fürsorgeerziehungsanstalten in Wort und Bild, Band I. Marhold, Halle 1912 80

Silbernagel, Dr. Alfred: Bekämpfung des Verbrechertums durch Rettung jugendlicher Delinquenten. Stämpfli & Co., Bern 1911. M. 3.20 23

Sperl: Die Vollstreckgsh. zw. Österr. u. Deutschl. Manz, Wien 1909 . .118

Stade, R.: Das Problem uns. Fürs.-Erz. Enke, Stuttgart 1913. M. 2.40 75

Statistik über die preuß. Fürs.-Erz. 1911. Druckerei d. Strafanstaltverw. Rawitsch 1913 82

Statistik über den Stand der handwerksmäß. Ausbild. d. deutschen Frau im Jahre 1913. Berlin, Verband deutscher Handwerks- u. Gewerbekammern. M. 1.10 . . . 57

Stiftungen, die, Aug. Hermann Franckes. Festschr. , neu hrsg. u. bis z. Gegenw. fortgef. v. W. Fries. Verl. d. Buchh. d. Waisenh., Halle 1913. M. 6.—. 98

Toft, Hans R.: Kinderfürsorge in Dänemark. Jahrb. d. Fürs. 1912; hrsg. v. Prof. Klumker. Springer, Berlin 1912. M. 12.— 75

Uhlhorn, G.: D. christl. Liebestätigk. Gundert, Stuttgart 1896. M. 7.— 97

Verfügung, gemeins., des Pr. Min. d. Inn. u. d. Pr. Kultusminist. (betr. Zücht.-Recht). Zentralbl. f. Vormundschaftswesen 1910/11 . . 77

Verzeichnis der Kais. dtsch. Kons., v. Auswärt. Amt d. dtsch. Reiches. Mittler & Sohn, Berlin. Jährlich 106

Vogt, H.: Beobachtungsstation, in Enzyklopäd. Handb. d. Kindersch. u. d. Jugendfürsorge. Hrsg. von Heller, Schiller u. Taube. 2 Bde. Enke, Stuttgart 1913. M. 60.— 75

Wagner-Römmich, Klaus: Organis. Berufsberatung als Brücke zwischen Schule u. Leben. Concordia 1911 41

Wassermann: in Wertheimers Jahrbuch f. d. internat. Rechtsverkehr 1912 . . . . mehrmals

Wegweiser f. d. Berufswahl. Bearb. v. Sommerfeld, Jaffé u. Sauer. 2. Aufl. Rauhes Haus, Hamburg 1904. Dasselbe 1911 47

Wichmann: s. Schmitz. 109

Winter, M.: Schulärztl. Dienst an 26 Fortb.-Schulen in Wien 1909/10. Das österr. San.-Wes. 1910, Nr. 51 46

Wulffen, E.: Das Kind, sein Wesen und seine Entartung. Langenscheidt, Berlin 1913. M. 12.— . 75

Wulffen: Das Entlaufen von F.-E.-Zöglingen. II. Deutsch. Jugendgerichtstag 1911 12

Inhaltsverzeichnis.

Fortschritte der deutschen Jugendpflege von 1913 bis 1916.

Von

Dr. Hertha Siemering-Berlin.

Vorbemerkung.

Wenn man die Fortschritte der Jugendpflege in einer kurzen, festbegrenzten Spanne Zeit darstellen will, so muß man etwas anders zu Werke gehen, als das bei den Berichten über Fortschritte des Kinderschutzes und der Jugendfürsorge in diesen Heften geschehen ist. Denn die Jugendpflege ist ihrer Natur nach — bisher jedenfalls — in der Hauptsache, in ihrer wichtigsten Form, d. h. in der Jugendvereinsarbeit, Sache der freien Wohlfahrtspflege. Mögen immer ihre Objekte, die in körperlicher, geistiger und sittlicher Beziehung normalen Jugendlichen beiderlei Geschlechts, in mannigfachen sonstigen Beziehungen ihres Lebens auch Objekte der Gesetzgebung sein, so ist doch die Jugendpflege — im Gegensatz zu Jugendfürsorge und Kinderschutz — in ihrer eigensten Praxis, d. h. soweit sie gleichbedeutend ist mit Erziehungsmaßnahmen, die außerhalb des Unterrichts der Fortbildungsschule wie der höheren Schule stehen, von der Gesetzgebung noch unberührt geblieben. Freilich, aller Wahrscheinlichkeit nach steht in der gesetzlichen Festlegung der militärischen Jugendvorbereitung eine erste Berührung dieser Art für die nächste Zukunft schon zu erwarten. Bisher aber greift die regelnde Hand der öffentlichen Gewalt nur mit vereinzelten Verordnungen und Erlassen behutsam in das jüngste Gebiet der Volkserziehung ein, und seine Fortschritte sind deshalb nicht ohne weiteres an den Marksteinen der Gesetzesnovellen abzulesen. Sie müssen vielmehr in den Entwicklungsphasen einer fließenden Kulturbewegung aufgesucht und als solche von dem Historiker nach freiem Ermessen gekennzeichnet werden.

Die folgende kleine Darstellung beschränkt sich deshalb auf die Teilgebiete und Fragen der Jugendpflege, die der Verfasserin für die Entwicklung des Ganzen bedeutsam, und damit als Träger des Fortschritts erscheinen. Dabei wird in erster Linie von den Leistungen der Praxis zu reden sein, deren literarischer Niederschlag in mancherlei Berichten, vor allem in der Fachpresse[1]), zu finden ist. Erörterungen mehr theoretischen Charakters sind seltener. Doch beginnen sie, sich in dem Maße zu mehren, wie die immer feinere Ausgestaltung der Jugendpflege die wachsende Zahl der Praktiker, die auf unserem Gebiet fraglos immer das Beste zu leisten haben, zum Nachdenken nötigt, und wie die zunehmende Jugendpflegearbeit in immer mannigfaltigere Beziehung zur Umwelt tritt, je mehr sie auch in der breiten Öffentlichkeit als ein notwendiges Glied unserer Volkserziehung anerkannt wird. Aber die literarischen Arbeiten auch dieser Art, die gleichfalls meist in der Fachpresse erscheinen, sind in der Regel so eng mit der Praxis verflochten, daß sie zweckmäßigerweise nicht für sich betrachtet werden.

Die letzten Jahre sind für die Jugendpflege so überreich an Ereignissen gewesen, so fruchtbar auch für ihre innere Entwicklung, daß die kurze Spanne Zeit von 1913 bis zum Sommer 1916 eine weit gründlichere Würdigung verdiente, als in diesen wenigen Blättern möglich ist. Auf Vollständigkeit macht die kleine Zusammenstellung keinen Anspruch. Auch ließ sich, um im einzelnen nicht zu wenig zu bieten, eine in bezug auf Gründlichkeit ungleichmäßige Behandlung der verschiedenen Gebiete nicht vermeiden. Die breitere Behandlung der konfessionellen Verbände im Vergleich zu denen, die die körperliche Ausbildung betonen, ist zum Teil darin begründet, daß manche neuere Entwicklung bei ihnen besonders deutlich in die Erscheinung trat. Im übrigen wäre das Mißverhältnis der Schilderung bei späteren Berichten in dieser Sammlung auszugleichen.

Die vorliegende Zusammenstellung setzt bei dem Leser eine gewisse Sachkenntnis voraus: die Kenntnis des Begriffes wie der Bedeutung der Jugendpflege, eine Vorstellung davon, welche Gebiete unseres Erziehungswesens dem Arbeitsfeld der Jugendpflege zugerechnet werden oder werden sollten, endlich eine gewisse Vertrautheit mit der Jugendvereinsarbeit an sich, mit ihren wichtigsten Formen, mit dem preußischen System der staatlichen Organisation der Jugendpflege und verwandten Einrichtungen in anderen Bundesstaaten. Der gegebene Raum gestattet nicht, dies alles erst zu erörtern, indessen wird die Zentralstelle für Volkswohlfahrt, Berlin W 50, Augsburger Straße 61, bereitwillig jede ergänzende Auskunft erteilen.

Es gibt kein Gebiet der deutschen Arbeit, dem nicht der Weltenbrand in irgendeiner Weise sein Mal aufgedrückt, das nicht sein glühender Atem nach dieser oder jener Richtung von der gewohnten Linie friedlichen Wachs-

[1]) Vgl. die Zusammenstellung der wichtigsten Jugendpflegezeitschriften am Schluß. S. 60—61.

tums abgebogen hätte. Auch das bescheidene Werk der Jugendpflege trägt deutlich diese Spuren. Und wenn wir in den folgenden Blättern seine Fortschritte seit 1913 betrachten und abwägen wollen, so müssen wir den gewaltigen Zerstörer und Förderer als wichtigen Faktor mit in unsere Rechnung einsetzen. In deren Verlauf sind die einzelnen Posten nicht so sehr in chronologischer wie in logischer Ordnung zu buchen.

Die deutsche Jugendpflege des letzten Friedensjahres steht wesentlich im Zeichen des Ausbaues der Vereinsarbeit wie der diese überbauenden staatlichen Organisation. Der Krieg hemmte manches, zerstörte einiges von der bestehenden Arbeit, vieles andere konnte er in der gesunden Entwicklung nicht behindern. Neues zwang er durch seinen Geist wie durch die von ihm geschaffenen Bedürfnisse und Notstände der Jugendpflege auf. Keime heilsamer Kritik und Selbstkritik, die in friedlichen Zeiten vielleicht noch eine Weile unter der lastenden Decke der Überlieferung geschlummert hätten, riß er zu rascher Entfaltung empor. Der begeisterte Wille zum Guten und zum nationalen Leben führt auch die Jugendpflege dazu, ihre alten Arbeitsmittel und Methoden aufs neue zu prüfen, und sie fragt sich mit Ernst, ob sie zureichen werden, um in der Erzieherarbeit an den Heranwachsenden das zu leisten, was wir im Hinblick auf die Zukunft unseres Volkes wie auf seine Stellung in der Welt sozialpädagogisch leisten müssen.

Unsere Betrachtung wird bei der Friedensarbeit der Jugendpflege beginnen, sie wird von ihren Kriegsmaßnahmen und von ihrer Entwicklung im Kriege das Wichtigere schildern, und sie wird endlich an den Ausblicken nicht ganz vorübergehen, die sich uns über Vergangenheit und Gegenwart hinaus schon erschließen. Aber nach dieser Unterscheidung allein läßt sich der Stoff bei unserer Erörterung nicht immer klar ordnen. Als ihre Ergänzung ist eine engere Gruppierung zweckmäßig, die wechselnd bald mehr allgemein an bestimmtere Fragen anknüpft, deren Lösung einige oder viele Kreise und Persönlichkeiten in der Jugendpflege gegenwärtig noch beschäftigt oder im Verlauf der drei letzten Jahre beschäftigt hat, bald den Jugendverein als wichtigste, in gewissem Sinne beherrschende Organisationsform in der Jugendpflege zum Ausgangspunkt nimmt. Wir werden sehen, daß es zwar nach ihrem heutigen Entwicklungsstand ein Irrtum wäre, die Jugendpflege — wie das bis vor kurzem häufig geschah — mit der Jugendvereinsarbeit schlechthin zu identifizieren. Indessen steht der Jugendverein als soziale Urzelle noch durchaus im Mittelpunkt des Organismus der gesamten Erziehungsarbeit an den Heranwachsenden. Aus ihm, auf ihn und um ihn baut sie ihren Körper auf. Die pädagogische Kleinarbeit von Mensch zu Mensch leisten die einzelnen Vereine, ihre Tätigkeit regeln und fördern große und kleine Verbände, zu denen sie sich ihrer Mehrzahl nach zusammengeschlossen haben. An diese Verbände, gelegentlich im ganzen, häufiger in örtlicher Tätigkeit ihre Glieder berührend, schließt sich die bald im einzelnen unterstützende, bald vielen zugleich dienende Jugendpflegearbeit von Staat und Gemeinde, Kirche und Schule sowie die einiger umfassender Organisationen der freien Wohlfahrtspflege an. Außerdem schiebt sich zwischen diesen auf dem Vereinswesen aufgebauten Apparat eine wachsende Fülle von pflegerischen Leistungen, die, oft an ein bestimmtes Sonderbedürfnis, an eine bestimmte Erziehungsaufgabe anknüpfend, der gesamten Jugend einer Stadt, eines Kreises, dienen wollen, ohne danach zu fragen, ob die einzelnen Jugendlichen einem Verein zugehören oder nicht.

Friedensarbeit.

I. Förderung der Jugendpflege durch Bundesstaaten, Gemeinden und die Zentralstelle für Volkswohlfahrt.

Von dem Glanz der Jahrhundertfeiern, in deren Zeichen das Jahr 1913 stand, fiel auch ein breiter Strahl auf die preußische Jugendpflege. In einem allerhöchsten Erlaß vom 16. Juni äußerte der Kaiser sein besonderes Wohlgefallen an ihrem bisherigen Erfolge, zollte sämtlichen Beteiligten Anerkennung und landesväterlichen Dank und sagte der Arbeit für die Zukunft seinen königlichen Beistand zu. Auch sprach er die Hoffnung aus, daß es bald gelingen werde, eine einheitliche Organisation zu schaffen, die es ihm ermögliche, zu diesem ihm sehr am Herzen liegenden Werke in noch nähere Beziehung zu treten.

Im April des Jahres 1913 erschien ein Erlaß des preußischen Kultusministers[1]), der nicht allein die bestehenden Mädchenvereine in den Bereich der staatlich geförderten Jugendpflege zog, sondern die Gründung weiterer Vereine dieser Art auf das angelegentlichste empfahl. In dem Erlaß wurde eine Reihe von Gebieten als für die erziehliche Beschäftigung der weiblichen Jugend besonders geeignet aufgeführt und die Anstellung von Kreis- und Bezirksjugendpflegerinnen sowie die Anleitung von geeigneten Hilfskräften für die Jugendpflege in Aussicht gestellt. Bald darauf wurden

---

[1]) Vgl. „Jugendpflege, Zusammenstellung der wichtigeren Bestimmungen und Erlasse und Verzeichnis der Ausschüsse für Jugendpflege in Preußen“, bearbeitet im Bureau des Ministeriums der geistlichen und Unterrichtsangelegenheiten, Berlin 1914, Schriftenvertriebsanstalt. Seite 37ff.

vom Handelsminister Beamten und Lehrerschaft der Fach- und Fortbildungsschulen darauf hingewiesen, daß es jetzt gelte, neben der Pflege der männlichen auch die der weiblichen Jugend zu fördern[1]). Der Wille dieser Erlasse pflanzte sich durch die Organe der Staatsverwaltung, durch Lehrerbildungs- und Förderungsanstalten fort und wurde durch Vorträge, Versammlungen und durch die Presse bis in eine breitere Öffentlichkeit hineingetragen. Zahlreiche Mädchenvereine wurden in der Folgezeit ins Leben gerufen.

Die Zentralstelle für Volkswohlfahrt, die seit zwei Jahrzehnten durch Bearbeitung der praktischen Probleme der Jugendpflege, dadurch auch, daß sie frühzeitig schon wiederholt auf ihren Tagungen und in ihren Veröffentlichungen die Notwendigkeit einer besonderen erzieherischen Versorgung unserer heranwachsenden Jugend betont und sich zur vertrauten Stätte freundschaftlichen Gedankenaustausches für die Praktiker aller Lager und Richtungen entwickelt hatte, richtete im Frühjahr 1913 neben dem schon bestehenden ein zweites Dezernat für Jugendpflege ein. Dadurch bewies sie ihre Bereitschaft, auch an ihrem Teil und auf ihre Weise die Pflege der weiblichen Jugend zu fördern[2]).

Unter ausdrücklichem Hinweis auf die Schöpfungen des bekannten Ministerialerlasses vom 18. Januar 1911[3]) waren durch den neueren Erlaß des Kultusministers die der Pflege der weiblichen Jugend bestimmten Klubs und Vereine von jetzt an berechtigt, sich in Preußen den Orts-, Kreis- und Bezirksausschüssen für Jugendpflege anzuschließen und damit den Anspruch auf eine Unterstützung aus staatlichen Mitteln zu erwerben. Der für solche Unterstützungen überhaupt — d. h. für die Arbeit an der männlichen wie an der weiblichen Jugend — bestimmte Fonds, der sog. Jugendpflegefonds, der im Jahre 1911 nur mit $1^1/_2$ Millionen M. in den Staatshaushaltsplan eingesetzt war, und im Jahre 1912 schon 2 Millionen M. betragen hatte, wurde jetzt zunächst auf $2^1/_2$ Millionen M., 1914 auf $3^1/_2$ Millionen M. erhöht. Auch während der Kriegsjahre 1915/16 ist dieser Betrag nicht herabgesetzt worden. Die ursprünglich für die Verteilung dieser Gelder aufgestellten Grundsätze blieben bestehen. Nur in seltenen Fällen erfolgte eine etwas freiere Auslegung der Bestimmungen.

Eine besondere Förderung erfuhr die Jugendpflege — vor allem ihr

---

[1]) Vgl. „Jugendpflege“, S. 37, Anm. 3.

[2]) Vgl. Siemering, „Die Pflege der weiblichen Jugend und die Zentralstelle für Volkswohlfahrt“, „Ratgeber für Jugendvereinigungen“, VII. Jahrgang, Berlin 1913, Seite 329, und die Jahresberichte der Zentralstelle für Volkswohlfahrt seit 1913.

[3]) Vgl. „Jugendpflege“, S. 13 ff.

Spiel- und Wanderbetrieb — in Preußen durch einen vom Fiskus eingegangenen Versicherungsvertrag, der durch Erlaß des Kultusministers vom 13. März 1913 bekanntgegeben wurde[1]). Er umfaßt eine Haftpflichtversicherung für Jugendpfleger und Jugendpflegerinnen, eine Unfallversicherung für diese und die Jugendlichen beiderlei Geschlechts im Alter von 14 bis 20 Jahren, die in den den Ausschüssen für Jugendpflege angeschlossenen Jugendvereinigungen gesammelt sind.

Von grundsätzlicher Bedeutung innerhalb der staatlichen Maßnahmen war endlich eine Grenzregulierung zwischen den preußischen Jugendpflegeausschüssen und dem Jungdeutschlandbund. Dieser sollte bekanntlich nach dem Willen seines Begründers, des vielverehrten, kürzlich in fernem Land verstorbenen Feldmarschalls von der Goltz-Pascha, ursprünglich, wenn nicht zu einem Hauptverband der gesamten deutschen Jugend, so doch aller im vaterländischen Geiste arbeitenden Jugendvereinigungen werden. In Württemberg, Baden und Hessen, die eine staatliche Organisation der Jugendpflege nicht besitzen, ist er das im Laufe der Jahre mehr und mehr geworden. In Preußen dagegen kam es gelegentlich zu kleinen Mißhelligkeiten, besonders das Vorrecht des Spalierbildens bei feierlichen Anlässen war mehrfach zwischen Jungdeutschland und anderen Verbänden umstritten. Abmachungen zwischen dem preußischen Kultusminister und dem ersten Vorsitzenden des Jungdeutschlandbundes machten dem allem ein Ende[2]). Heute ordnen sich die Jugendvereinigungen des Bundes und ihre Führer den staatlichen Ausschüssen ebenso wie andere Jugendorganisationen ein und genießen damit auch die den anderen gewährten Vergünstigungen. Den letzten etwa noch vorhandenen Rest von Mißstimmung hat gewiß der Feldmarschall selbst noch im Frühsommer 1914 bei der ersten öffentlichen Tagung des Jungdeutschlandbundes beseitigt. Sein Vortrag über Wesen und Wirken des Jungdeutschlandbundes[3]), zugleich Programm und Abwehr gegen mancherlei Einwände, mutet uns heute in seinen Ausführungen über Bedingungen und Notwendigkeit der Kriegsbereitschaft prophetisch an, so vor allem die praktischen Mahnungen des erfahrenen militärischen Lehrmeisters, erscheinen im Hinblick auf die militärische Vorbereitung der Jugend bedeutungsvoll.

Eine Zusammenstellung der bis dahin in Preußen begründeten Jugendpflegeausschüsse und die Namen ihrer Vorsitzenden enthält das schon

---

[1]) Vgl. „Jugendpflege", S. 50ff.

[2]) Vgl. „Jugendpflege", S. 98, Anm. 1.

[3]) Berlin 1914, Geschäftsstelle des Jungdeutschlandbundes, Charlottenburg, Wielandstr. 6.

mehrfach zitierte, gleichfalls im Jahre 1914 vom Kultusministerium herausgegebene „blaue Buch" Jugendpflege. Diese Übersicht mag dem Berufsvormund zu einer ersten persönlichen Anknüpfung an die Jugendpflegeeinrichtungen in seinem Wirkungsbereich willkommen sein. Daß des Krieges wegen nicht damit gerechnet werden kann, daß diese Angaben heute noch sämtlich zutreffen, versteht sich wohl von selbst. Auch ist die Organisation noch nicht überall lebendig. Gewisse Hemmungen für die Entfaltung eines eigenen Lebens liegen in der Natur jeder neutralen Vereinigung praktisch arbeitender Körperschaften, die in ihrer Zielsetzung von verschiedenen, bisweilen einander widerstrebenden Idealen bestimmt werden. Wenn sich in einer solchen Gemeinschaft alle Glieder selbst einer nationalen Aufgabe — der Jugenderziehung — wegen gegenseitig wieder und wieder in selbstloser Weise anregen und fördern sollen, so gehören dazu Persönlichkeiten von höchster sittlicher Freiheit.

Heute kommt es gelegentlich vor, daß sich die Ausschüsse — abgesehen von der Veranstaltung von Sportfesten und Informationskursen, durch die in weiteren oder engeren Kreisen Mitarbeiter und Mitarbeiterinnen für die Jugendpflege, besonders für die Jugendvereinsarbeit, gewonnen und einigermaßen vorbereitet werden sollen — in ihrer Tätigkeit auf die Begutachtung von Gesuchen um Beihilfen aus dem Jugendpflegefonds beschränken, ohne daß vielleicht immer die Möglichkeit einer genügenden Vorprüfung durch Unparteiische gegeben ist. Sie laufen so Gefahr, zu Geldverteilungsstellen und Repräsentantenhäusern zu erstarren. In Berlin hat man, um die Übersicht über die zu unterstützenden Vereine zu erleichtern, einen Verbandszwang eingeführt, d. h. in der Reichshauptstadt haben nur die Jugendvereine Anspruch auf staatliche Geldunterstützung, Beteiligung an der Versicherung und Genuß der Fahrpreisermäßigung, die sich einer größeren Organisation anschließen (Kreisverband der evangelischen Jünglingsvereine, Deutsche Turnerschaft usf.). Das bedeutet in der Praxis eine erhebliche Erschwerung des Fortschritts, soweit es sich nicht um Fortschritte der alten bewährten Organisationen handelt. Neue Gründungen, die vielleicht sehr wertvoll sind, aber aus irgendwelcher Rücksicht — und wäre sie nur die der Methode der Arbeit — in den Rahmen keines der bestehenden Verbände einzufügen sind, müssen die staatlichen Erleichterungen entbehren. Das sind nicht Konstruktionen einer grauen Theorie, sondern Erfahrungen aus der Praxis. Daß unter solchen Umständen der schöne Gedanke des Ortsausschusses, als einer Stätte frischen Gedankenaustausches Gleichstrebender, von seiner vollkommenen praktischen Durchführung noch ein Stück Weges entfernt ist, liegt auf der Hand.

Man wird im allgemeinen billigerweise erst in Jahren erwarten dürfen, daß die Praxis der Zusammenarbeit, die an manche Beteiligten Anforderungen stellt, denen er sich bisher niemals gegenübersah, in einer größeren Zahl der Ausschüsse jenes Maß von Gemeinsinn entwickelt hat, das für ihr ersprießliches Wirken notwendige Voraussetzung ist. Die konkreten Aufgaben, die unter der Voraussetzung solchen Gemeinsinns gerade von den Ausschüssen bzw. von den in ihrem Geschäftsbereich arbeitenden staatlicherseits bestellten Bezirks- und Kreisjugendpflegern und -jugendpflegerinnen zu lösen wären, sind auf Gebieten zu suchen, die von einzelnen freien Jugendorganisationen nicht in so umfassender Weise bearbeitet werden können, wie es im Interesse der Gesamtheit unserer Heranwachsenden erforderlich ist, und auf denen die Unterschiede, die die Vereinspraxis in ihrem Wesen bestimmen, nicht erheblich ins Gewicht fallen.

Ungefähr ähnliche Wege ist die Entwicklung der letzten Jahre in einigen selteneren Einzelfällen schon gegangen. Freilich mit dem grundsätzlichen Unterschied, daß in diesen Fällen nicht so sehr die staatlichen Ausschüsse selbst, als vielmehr die ihnen als solche angehörenden Regierungsbeamten die Initiative ergriffen haben. Denn naturgemäß führt die praktische Auslegung des blassen Begriffes der Förderung jeden tatkräftigen Menschen zu eigener Tätigkeit. So haben für die Arbeit in der Jugendpflege besonders interessierte Landräte und sonstige höhere Verwaltungsbeamte in einem Kreis, einem Regierungsbezirk, etwa den Spiel- und Turnbetrieb durch Anlage von Spielplätzen, Veranstaltung von Wettkämpfen u. a. planmäßig gefördert. (Es beteiligten sich z. B. im Kreise Schlüchtern im Geschäftsjahre 1913/14 23 Gemeinden mit 237 Wettkämpfern an den Kreiswettkämpfen.) Sie haben für die ärztliche Überwachung der Jugendlichen Sorge getragen, Berufsberatungsstellen eingerichtet oder die Jugendgerichtshilfe geregelt. Eine derartige eigene Tätigkeit entfalten außer dem schon genannten Kreise Schlüchtern u. a. der Kreis Schmalkalden, die Regierungsbezirke Arnsberg, Düsseldorf, Potsdam. In einigen sind eigene Bezirks-Jugendpflegezentralen eingerichtet, die auch in gewissem Umfang Auskünfte erteilen. Über ihre Arbeit, wie über wichtigere Leistungen der Jugendpflegevereine ihres Bezirkes berichten sie laufend in den „Mitteilungen", die diese Stellen neben anderen Bezirksausschüssen herausgeben.

Von den Fortschritten der staatlichen Jugendpflege in den übrigen Bundesstaaten ist folgendes zu erwähnen: In München wurde vom Institut für soziale Arbeit, einer privaten Wohlfahrtsvereinigung, im Sommer 1913 nach preußischem Muster, also als eine neutrale Zusammenfassung der Vereine verschiedener Richtung ein Ortsausschuß für die Pflege der weiblichen

Jugend gegründet. Ein Gesuch an den Landtag um Geldunterstützung brachte die Frage der staatlich geförderten Jugendpflege auch ins bayerische Parlament. Der Krieg hemmte die weitere Entwicklung der Angelegenheit in dieser Richtung. Indessen wurden bei Einführung der militärischen Jugendvorbereitung im Spätsommer 1914 Ortsausschüsse lediglich zu ihrer leichteren Durchführung gegründet.

Der Landesausschuß für Jugendpflege im Königreich Sachsen, E. V. (Geschäftsstelle Loschwitz bei Dresden, Viktoriastr. 9), bekanntlich eine vom Staat unterstützte selbständige Organisation mit Bezirks- und Ortsausschüssen, die in ihrem Aufgabenkreis den preußischen durchaus verwandt sind, und der für Sachsen — wo übrigens auch aus staatlichen Mitteln Beihilfen an Jugendvereine gewährt werden — in der festeren Form eines das ganze Land überspannenden Vereins den neutralen Zusammenschluß aller in vaterländischem Sinne an der Erziehung der heranwachsenden Jugend arbeitenden Verbände darstellt, hat im Laufe der letzten Jahre mehrfach selbst über seine Tätigkeit berichtet. Ein Heft „Richtlinien für den Landesausschuß für Jugendpflege im Königreich Sachsen, E. V., und die ihm angeschlossenen Ausschüsse", Dresden 1914, enthält außer den sächsischen Ministerialverordnungen zur Jugendpflege und den Anweisungen für den Ausschuß selbst und seine örtlichen Organe, die der Titel vermuten läßt, einen historischen Bericht über Begründung und erste Tätigkeit des Ausschusses. Ein gutes Bild von den Fortschritten der Jugendpflege in Sachsen, davon auch, was unter geschickter sachverständiger Leitung eine Gemeinschaft der freien Wohlfahrtspflege für ein ganzes Land zu leisten vermag, geben der „Zweite Bericht über die Tätigkeit des Landesausschusses und der ihm angeschlossenen Ausschüsse und Landesverbände" (d. h. der einzelnen großen deutschen Jugendpflegeorganisationen), Dresden 1915, und das „Ergebnis der Fragebogen für 1915" in Nr. 21 der Mitteilungen des Landesausschusses, Dresden, Juni 1916. Recht lehrreich sind die Versuche einer zahlenmäßigen Darstellung der Entwicklung während drei bzw. vier Jahren, die sich naturgemäß auf gewisse Einrichtungen und Veranstaltungen beschränken muß, nicht aber den pädagogischen Gehalt der Arbeit erfassen kann. Danach ist z. B. die Zahl der den einzelnen Ortsausschüssen zur Verfügung stehenden Jugendheime bis 1915 von 170 auf 378 gestiegen, die der Spielplätze von 219 auf 445. Wanderungen männlicher Jugend veranstalteten 1913 2990 Ortsausschüsse gegen 1711 im Vorjahre, sie benutzten 161 mal im Jahre 1913 vom Landesausschuß vermittelte Herbergen. Wanderbetrieb und Pflege der körperlichen Übungen sind durch den Krieg stark gestört worden. Daß der Ausschuß diesen Zweigen der Jugendpflege im besonderen seine Aufmerksamkeit zuwandte, ist nicht allein für das „Turnerland“ bezeichnend, es bestätigt sich auch in dieser Praxis die Tatsache, daß eben diese Gebiete für eine aktive Förderung durch die Allgemeinheit geeignet sind. „Zwei Grundsätze haben den Landesausschuß bei seiner Zusammensetzung aus im Vereinsleben erfahrenen Männern am meisten geleitet,“ sagt sein Vorsitzender, Dr. Stürenburg[1]), „möglichste Schonung und Förderung der im Lande und an einzelnen Orten auf dem Gebiet der Jugendpflege schon vorhandenen Vereinsarbeit und nur vorsichtiges Aufbauen eigener Unternehmungen.“ „Der andere (zweite) genannte Hauptgrundsatz hat uns durchaus davon abgehalten, rasche Massenerfolge bei der Jugend erzielen zu wollen, weil für sie weder genug geschulte Führer vorhanden noch andere nötige Voraussetzungen erfüllt waren und also ein starker, dem Ansehen der Bewegung abträgiger Rückschlag zu befürchten stand.“

Auch in einigen kleineren Bundesstaaten, in Elsaß-Lothringen, in mehreren thüringischen Staaten, in Hamburg, hatte man vor dem Kriege, meist dem preußischen Beispiel folgend, begonnen, die Jugendpflege staatlicherseits zu fördern. In der Regel wurden Ortsausschüsse ins Leben gerufen, Geldmittel bereitgestellt und Haftpflicht- und Unfallversicherung abgeschlossen. Die Leistungen blieben naturgemäß verschieden.

Umfangreichere Berichte erstatten z. B. der Landesausschuß im Herzogtum Sachsen-Altenburg, Altenburg, und der Hamburgische Landesverband für Jugendpflege, Hamburg, Mönckebergstraße 31. In Hamburg bestanden leidliche Beziehungen zwischen der staatlichen Stelle und der sozialistischen Jugendpflege. Das erste Zeugnis einer gewissen Gemeinschaft war ein im Herbst 1915 vom Landesverband unter Mitwirkung der Vereinigung zur Förderung der schulentlassenen Jugend und der Zentral-Arbeiterbildungskommission, die damals die gesamte sozialdemokratische Jugendarbeit umfaßte, herausgegebener „Wegweiser für Hamburgs Jugend“. Die kleine Werbeschrift, eine neutrale Zusammenstellung der Jugendvereine aller Richtungen, ließ die Oberschulbehörde bei der Schulentlassung unter den Jugendlichen verteilen. Die Maßregel wurde bisher nicht wiederholt. Auch die von einigen Seiten in jüngerer Zeit unternommenen Versuche eines offiziellen Zusammenschlusses haben bisher nicht den gewünschten Erfolg gehabt. Der neueste Bericht des bekannten Hamburger Volksheims (über das Vereinsjahr 1915/16) hebt indessen ausdrücklich die „unbefangene Förderung“ hervor, die „alle Gruppen der Hamburgischen Jugendpflege seit

[1]) Vgl. Stürenburg „Aus dem Königreich Sachsen“, in „Der Jungdeutschlandbund“, Berlin 1916, Nr. 11 u. 12.

Kriegsbeginn durch die staatlichen Organe gefunden haben", und folgert daraus, daß eine staatliche Stelle vielleicht am ehesten geeignet sein möchte, den Sammelpunkt auch der außerschulmäßigen Jugendpflege zu bilden.

Von der Förderung, die der Jugendpflege innerhalb der Friedensarbeit von seiten der Gemeinden zuteil wurde, ist folgendes zu berichten:

Vereinzelte Gemeinden (z. B. Halle, Düsseldorf) gründeten kurz vor dem Kriege Jugendämter, die auch mit der Arbeit der Jugendpflege Fühlung nehmen sollten. Bekanntlich ist das Jugendamt, in der Regel eine städtische Einrichtung, eine Spezialform des Wohlfahrtsamtes d. h. einer örtlichen Zusammenfassung öffentlicher und privater Liebestätigkeit, die aus dem größeren und allgemeineren Aufgabenkreis pflegerischer Leistungen die der Kinder- und Jugendfürsorge herausschneidet, damit sie von besonders geschulten Beamten, von besonders sachverständigen ehrenamtlichen Hilfskräften möglichst zweckmäßig bearbeitet werden. In der Praxis fließen die Grenzen zwischen Jugendpflege und Jugendfürsorge vielfach ineinander, in der Praxis auch ist es, z. B. bei Waisen, bei körperlich schwächlichen Kindern, oft wünschenswert, die Pflege der schulentlassenen Jugend unmittelbar an die Pflege des schulpflichtigen Alters anzuschließen, damit der Erfolg früherer Leistungen nicht durch Unterbrechungen gemindert oder ganz aufgehoben werde. Berufsberatung und Lehrstellenvermittlung, die vielfach zu den Aufgaben des Jugendamtes gehören, sind ein wichtiges Bindeglied in der Kette kontinuierlicher Pflege. In der Praxis beteiligt man, etwa in regelmäßigen gemeinsamen Sitzungen, den Ortsausschuß für Jugendpflege bzw. einige seiner Mitglieder an den Arbeiten des Jugendamtes. In mittleren Städten vereinfacht sich die Sache gewöhnlich dadurch, daß für die verschiedenen Aufgaben der Kinderfürsorge, Jugendpflege usw. immer wieder der gleiche Personenkreis in Frage kommt.

Pläne mancher Gemeinden, etwa nach dem in seinen Anfängen schon um Jahre zurückliegenden Vorgehen von Charlottenburg und Görlitz, ihrerseits durch führendes Eingreifen in die Arbeit des Ortsausschusses die Jugendpflege energisch zu fördern, sind durch den Krieg vielfach zurückgestellt worden. Gelegentlich der Jahrhundertfeier im Jahre 1913 machte eine größere Anzahl Städte bedeutende Stiftungen für Zwecke der Jugendpflege. Der „Ratgeber"[1]) hat in seinem VII. Jahrgang darüber berichtet.

Neben der Schaffung von Jugendheimen ist das Anlegen von Spielplätzen eine der Hauptaufgaben der Kommunen. Sie ist nach ihrer ökonomisch-technischen Seite hin eng verknüpft mit den Fragen des Städtebaues und

[1]) „Ratgeber für Jugendvereinigungen", herausgegeben von der Zentralstelle für Volkswohlfahrt, Berlin, Carl Heymanns Verlag. (Abgekürzt als „Ratgeber" zitiert.)

der Bodenpolitik. Aus der Fülle der Spezialliteratur seien zwei neuere Arbeiten genannt: **Christian**, Städtische Freiflächen und Familiengärten (Heft 9 der Flugschriften der Zentralstelle für Volkswohlfahrt. Berlin 1914) und **Wagner**, Städtische Freiflächenpolitik, Berlin 1915, beide Carl Heymanns Verlag. Außerdem sei auf die regelmäßig bei Teubner, Leipzig, erscheinenden Jahrbücher des Zentralausschusses für Volks- und Jugendspiele verwiesen.

Eine — ähnlich den Grundsätzen der öffentlichen Körperschaften — allen Richtungen gleichmäßig dienende und deshalb in mancher Beziehung zurückhaltende Förderung läßt die Zentralstelle für Volkswohlfahrt der gesamten deutschen Jugendpflege angedeihen. Auch in der Zeitspanne, über die hier zu berichten ist, hat sie — wie immer — vornehmlich als Vermittlerin des Meinungs- und Erfahrungsaustausches zwischen den verschiedenen Lagern gewirkt. Diese Tätigkeit, zu deren Handwerkszeug u. a. eine in dauernder Ergänzung und Erneuerung begriffene Materialsammlung gehört, macht die Zentralstelle selbst zum Sammelpunkt der in den einzelnen Lagern in Nord und Süd, in Ost und West gewonnenen Sachkenntnisse. Die Sammeltätigkeit wird durch Informationsreisen der Beamten unterstützt. Zur Förderung der Auskunftstätigkeit wurde in der Berichtszeit eine zur Verteilung an die Praktiker bestimmte Übersicht über die Materialsammlung der Zentralstelle auf dem Gebiet der Jugendpflege hergestellt. Allgemein interessierende Einzelheiten werden laufend im monatlich erscheinenden „Ratgeber für Jugendvereinigungen" (Berlin, Carl Heymanns Verlag) veröffentlicht, der für das führende Organ der deutschen Jugendpflege gilt und in einer Auflage von stattlicher Höhe erscheint. Jährlich veranstaltet die Zentralstelle Jugendpflegekonferenzen, zu denen sich die Praktiker der konfessionellen Arbeit, der körperlichen Erziehung, des Wanderns usw. aus allen Gegenden Deutschlands zusammenfinden. Die jüngste dieser Konferenzen im großen Sitzungssaal des Reichstagsgebäudes wurde — äußerlich betrachtet — zu einer imposanten Heerschau über die gesamte deutsche Jugendpflege. Die wichtigere Arbeit aber vollzieht sich mit dem Anwachsen des Mitarbeiterkreises, der steigenden Zahl der Probleme, die der hier wie überall differenzierend wirkende Entwicklungsprozeß mit sich bringt, mehr und mehr in kleinen Besprechungen und in dem ständigen Gedankenaustausch, den die Beamten der Zentralstelle nach Möglichkeit mit den einzelnen Verbänden unterhalten und durch Erweiterung der persönlichen Beziehungen auf Reisen, bei ihren Vorträgen, auf Kongressen usw. immer mehr auszubauen bemüht sind. Daß die Zentralstelle auch die Pflege der weiblichen Jugend in ihr Arbeitsgebiet aufgenommen hat, ist schon erwähnt.

Im allgemeinen ist die Tätigkeit der Zentralstelle ihrer Natur nach ein für Berichte wenig geeigneter Gegenstand, da sie grundsätzlich in der Stille die praktischen Leistungen anderer Körperschaften oder die einzelner Persönlichkeiten durch ihre Hilfe fördert, aber nicht die Aufgabe hat, selbst etwa durch Gründung eigener Jugendvereine oder dergleichen handelnd in die Praxis einzugreifen. Die Geschäftsberichte der Zentralstelle bemühen sich aus diesem Grunde, regelmäßig einen kurzen Überblick über die wichtigsten Ereignisse auf dem gesamten Gebiet der deutschen Jugendpflege während eines Jahres zu geben. Sie bieten in gedrängtester Form etwas Ähnliches wie dieser Bericht in größerem Rahmen.

II. Die neuere Jugendpflege in ihrer Beziehung zu Kirche, Schule und Fortbildungsschule.

Konzentrische Bestrebungen, die ihrem Wesen nach von der grundsätzlich schonenden und zurückhaltenden Zusammenfassung durch die staatlichen Ausschüsse sehr verschieden sind, suchen in jüngster Zeit die Jugendvereinsarbeit zu erfassen, zu bestimmen, bisweilen zu unterwerfen. Eine Reihe von Anzeichen (vermehrte und intensivere Beschäftigung kirchlicher Versammlungen mit Fragen der Jugendpflege, Betonen des Gedankens, daß die Jugendpflege eine Aufgabe der Kirche sei, in deren Erfüllung sie hinter anderen nicht zurückstehen dürfe) sprechen dafür, daß die evangelische Kirche daran denkt, die bisher freie konfessionelle Arbeit zur kirchlichen Angelegenheit zu machen. Ähnliche Neigungen zeigt gelegentlich die Schule. So lange sie lediglich auf die bestehende Jugendvereinsarbeit gerichtet sind, können solche Bemühungen schwerlich als ein Ausdruck des Strebens nach allumfassender Pflegearbeit gelten, sind sie vielmehr nur eine neue zweite oder dritte Gruppierung vorhandener Leistungen, ein zweites oder drittes Erfassen immer derselben Jugend.

Ursprünglich — vielfach liegen die Dinge auch heute noch ebenso — war die evangelische Jugendpflege Privatangelegenheit einiger dafür besonders interessierter Pfarrer. Ihre Mehrzahl, aber keineswegs alle, schloß sich im Laufe der Zeit den großen dem Kreise der Inneren Mission zugehörenden Jugendpflegeorganisationen an, den Jünglingsbündnissen, den Christlichen Vereinen junger Männer, dem Evangelischen Verband zur Pflege der weiblichen Jugend Deutschlands, deren Mitglieder ihrer kirchlichen Richtung nach im allgemeinen den Positiven zuzuzählen sind. Neuerdings macht sich langsam ein Wandel bemerkbar. Der Gemeindekirchenrat verpflichtet etwa den Pfarrer bei der Berufung, den vorhandenen Jugendverein zu leiten. In einem Kirchenkreis des nördlichen Berlin ist seit etwa zwei Jahren ein Theologe unter der Bezeichnung eines Jugendpastors als Berufsarbeiter für die kirchliche Jugendpflege hauptamtlich tätig. Der Beamte, der vom Konsistorium berufen und dem Generalsuperintendenten unterstellt ist, hat, obwohl die äußeren Formen seiner Tätigkeit noch nicht festgelegt sind, die Aufgabe, die Pflegearbeit an der männlichen Jugend in den Kirchengemeinden seines Kreises zu fördern. Ähnliche Ansätze finden sich in Sachsen. In Württemberg ist das Institut des Jugendpastors schon alt. Andere Erscheinungen weisen in dieselbe Richtung.

In der Erörterung der Frage einer gewissen Verkirchlichung der evan-gelischen Jugendpflege spielen folgende Erwägungen eine Rolle: Da die Kirche allgemein das Leben ihrer Schutzbefohlenen mit den Lebensaltern angepaßten verschiedenartigen Veranstaltungen begleitet, so müsse sie die Jugendpflege ebenso wie etwa den Kindergottesdienst übernehmen, ihre Diener womöglich in besonderen Ausbildungsanstalten gehörig für die neue Arbeit schulen und ihr feste Ordnungen geben. Der einzelne Jugendverein sei in seinen Mitgliedern auf die Parochie zu beschränken, die Gemeinde solle ihn tragen und fördern, er werde seinerseits das Gemeindeleben stärken. Endlich würden, wenn die Jugendpflege zur Angelegenheit der Kirche würde, die Gegensätze zwischen liberaler und positiver Richtung, die heute die verschiedenen Gruppen der evangelischen Jugendvereine voneinander trennen, von der Jugend fern gehalten werden[1]).

Demgegenüber steht erstens das Bedenken, daß gelegentlich ein recht ungeeigneter Mensch durch die mit seiner Berufsstellung verbundene Nöti-gung in die Jugendpflege hineinkommt, und zweitens das natürliche Un-abhängigkeitsstreben der alten Organisationen.

Interessant ist ein Vergleich mit der Ordnung dieser Dinge im katho-lischen Lager. Hier ist die Jugendpflege fast durchgängig ein Teil der seel-sorgerischen Tätigkeit der Pfarreien. Bisweilen werden die Vereinspräsides, immer die Diözesanpräsides von den zuständigen Bischöfen ernannt. Der Genehmigung der bischöflichen Behörde unterliegen die Satzungen der einzel-nen Vereine wie der Diözesanverbände, zu denen sie zusammengeschlossen sind. Ihr sind wichtige Beschlüsse mitzuteilen, auch ist an den Bischof regelmäßig über die Arbeit zu berichten. In katholischen Kreisen herrscht die Meinung, daß die Eingliederung der Jugendvereinsarbeit in die übrige Seelsorgetätigkeit die richtigste und erfolgreichste Form konfessioneller Jugendpflege sei.

---

[1]) Hierzu verschiedene Aufsätze in den evangelischen Fachblättern, z. B. „Rund-schau", „Die innere Mission im evangelischen Deutschland", „Sächs. Kirchen- und Schulblatt", „Neues Sächs. Kirchenblatt" und „Die kirchliche Jugendpflege in Berlin".

Auch von seiten der Schule und der Schulverwaltung bemüht man sich in mannigfacher Weise immer wieder um die Jugendvereinsarbeit. Sehr hübsch schildert Niederhausen in einem Aufsatz, wie „die Kreisschulinspektion als ein Träger der Jugendpflege"[1]) im posenschen Ansiedelungsgebiet die Lehrerschaft in ihrem Mühen um die heranwachsende deutsche Landbevölkerung unterstützen und so das dort nationalpolitisch wichtige Erziehungswerk der Volksschule fortsetzen kann. Da verwandelt man die verödeten Dorfanger in Spielplätze, und unter den Augen der Alten erblüht zur Sommerzeit in Tänzen und volkstümlichen Übungen ein frisches Gemeindeleben. An den Winterabenden findet die Jugend sich gern in der altvertrauten Schulstube wieder zusammen.

Die Rektoren, Lehrer und Lehrerinnen, die in Berlin — wo diese Form der Jugendarbeit besonders blüht — sogenannte Vereine Ehemaliger (Schüler bzw. Schülerinnen der xten Gemeindeschule) leiten, haben sich zu einem Jugendbundausschuß zusammengeschlossen. Er soll die Vereine nach außen vertreten, die Leiter beraten, gemeinschaftliche Veranstaltungen und Spielfeste leiten. Uns interessiert an dieser Stelle, daß der Ausschuß seinen Vorsitz statutenmäßig dem Berliner Stadtschulrat und einem Stadtschulinspektor übertragen hat[2]). „Damit ist eine Verbindung zwischen der den Volksschulrektoren, -lehrern und -lehrerinnen in ihrer Berufsarbeit vorgesetzten Behörde und ihrer freien Arbeit in der Wohlfahrtspflege hergestellt. Diese Verbindung läßt für die Zukunft manche Erleichterung im äußeren Betriebe der Jugendpflege im Anschluß an die Gemeindeschulen erhoffen (bereitwillige Stellung, Herrichtung, Beleuchtung von Schulräumen für Zwecke der Jugendpflege u. a.). Darüber hinaus wird man von der Berliner Schulverwaltung erwarten dürfen, daß sie der Jugendpflegetätigkeit ihrer Rektoren und Lehrerschaft gegenüber weise Zurückhaltung übt, die Grenzlinie achtet zwischen der auf Grund der Anstellung pflichtmäßigen Amtstätigkeit innerhalb des Schulbetriebes und jener ehrenamtlichen Arbeit im Dienste der Schulentlassenen, die allein aus innerem Bedürfnis übernommen wurde und mit dem Schuldienst an sich nichts zu tun hat. Vor dem Kriege hatte man gelegentlich aus anderen Gemeinden von Fällen unliebsamer Nötigung zur Mitarbeit in der Jugendpflege gehört. Diese Arbeit aber gedeiht nur, ohne daß in ihr das Abhängigkeitsverhältnis von Vorgesetzten und Untergebenen als solches irgendwie bestimmend wirkt."

Wenn die Volksschule und ihre Verwaltung sich gelegentlich um die Jugendpflege bemühen, so berühren sie damit die freie Erzieherarbeit an

---

[1]) Vgl. „Ratgeber für Jugendvereinigungen", VI. Jahrg., Berlin 1913, S. 283.
[2]) Vgl. „Ratgeber", IX. Jahrg., Berlin 1915, S. 110.

Personenkreisen, die ihrem eigentlich amtlichen Einfluß schon entwachsen sind. Die höhere Schule beschränkt ihre Beziehungen zur Jugendpflege in der Regel darauf, von ferne darüber zu wachen, daß ihre Arbeit durch die Bestrebungen der Turnerschaft, des Wandervogels, des Jungdeutschlandbundes, der Pfadfinder und ähnlicher Organisationen nicht gestört werde. Übrigens ist in Preußen durch einen Erlaß des Kultusministers vom 7. Februar 1913[1]) Schülern und Schülerinnen die Teilnahme an den Veranstaltungen solcher Vereine ausdrücklich gestattet. Damit sind den Schülervereinigungen gewisse Erleichterungen im Vergleich zu dem bekannten alten, allerdings noch bestehenden, Verbot gewährt worden.

Ganz anders ist das Verhältnis zwischen Fortbildungsschule und Jugendpflege, denn der Jugendverein wirkt meist ganz unabhängig von der Fortbildungsschule, der für ihre Erzieherarbeit ohnehin nur wenige Stunden wöchentlich zur Verfügung stehen. Das Besondere dieses Verhältnisses wird von seiten der Fortbildungsschullehrerschaft häufig mit Bitterkeit und Entrüstung betont, ja, man geht so weit, die Jugendvereine mit einer gewissen Feindseligkeit zu betrachten[2]), während auf der Seite der Jugendpflege der Fortbildungsschule gegenüber keineswegs eine ähnliche Stimmung herrscht. Historisch angesehen entspringt dieser Zustand aus folgenden Quellen: In Preußen unterstehen die Fortbildungsschulen dem Handelsministerium. Dieses förderte frühzeitig nicht allein die Pflege der fortbildungsschulpflichtigen Jugend im allgemeinen, sondern auch Vereine und sonstige pflegerische Einrichtungen, die sich im Anschluß an die Fortbildungsschule entwickelten. Seit 1911 gehört die gesamte Jugendpflege in Form der Vereinsarbeit in den Wirkungskreis des Kultusministeriums, von dem allein auch der Jugendpflegefonds verwaltet wird. Unter Betonung des Schlagwortes, daß die Fortbildungsschule als solche das wichtigste Institut aller Jugendpflege sei, wird nun in den Reihen der Fortbildungsschullehrerschaft häufig geklagt, daß die Jugendpflege ihre Kreise störe, vor allem, daß das mannigfach gestaltete, in Form und Inhalt von der Weltanschauung der Vereinsleiter bestimmte „Vereinsgetriebe“ nichts anderes sei als eine Verkörperung des verwerflichen Kampfes um die Jugend. In dem bunten Werben der Jugendvereine würden partei- und kirchenpolitische Gegensätze vorzeitig in die Reihen der Heranwachsenden getragen, während die Fortbildungsschule selbst die beste Möglichkeit biete, in staatsbürgerlichen Belehrungen, vielleicht auch in ethischer Beeinflussung eine gewisse objektive Gesinnungspflege zu treiben, mit der den

---

1) Vgl. „Jugendpflege“, S. 27, Anm. 1.

2) Vgl. Haese in Wychgram: „Die deutsche Schule und die deutsche Zukunft“, Leipzig 1916, Nemnich, S. 134 ff.

Jugendlichen wie dem Staate gleichmäßig gedient sei. Die Diskussion über die Jugendkompagnien und die künftige Gestaltung der militärischen Vorbereitung hat die Stimmung nicht verbessert.

Alle diese Mißstimmungen müssen behoben werden, das ist im Interesse der Jugenderziehung dringend zu wünschen. Wir werden bei der Erörterung der Zukunftsaussichten der deutschen Jugendpflege, die natürlichen Grenzen der Vereinsarbeit zu zeigen, die Frage einer obligatorischen Jugendpflege zu streifen haben. Dabei kommen wir wieder auf die Bedeutung der Fortbildungsschule zurück. Hier sei nur ausgesprochen, daß neuerdings gerade unter den Praktikern der Jugendpflege die Forderung erhoben wird, die Fortbildungsschule auszubauen, sie allgemein verbindlich zu machen und damit eigentlich erst zu dem, was die Fortbildungsschullehrerschaft heute schon in ihr gesehen wissen will, zur wichtigsten, weil alle Jugendlichen umfassenden Einrichtung der Jugendpflege. Ein ehrliches Zugeständnis freilich müssen die Fortbildungsschullehrer machen: Zugunsten der kleineren Schar der Jugendlichen, die sich ihnen anschließen wollen, darf die Freiheit der Vereine nicht beschnitten werden. In dem Wortfeuer, das sie heute bekämpft, glühen noch einige letzte Schlacken des alten Liberalismus, dem alle Unterschiede der Gesinnung verhaßt, weil vielfach unverständlich waren. Auch diese Reste muß der neue Idealismus überwinden. Die Fortbildungsschullehrer müssen anerkennen, daß das Nebeneinander der verschiedenen Weltanschauungen, auf dem die Vielgestaltigkeit der Jugendvereine beruht, in seinen Auswüchsen zwar zu schädlicher Zersplitterung führen kann, andererseits aber eine der stärksten Quellen des Reichtums deutscher Kultur ist. Die Forderung eines einheitlichen nationalen Ideals ist kein Widerspruch gegenüber der Anerkennung dieser Mannigfaltigkeit. Die Vielgestaltigkeit der Jugendvereinsarbeit ist also historisch erklärlich und sachlich berechtigt. Deshalb gönne man den Schülern für die nicht zu knapp zu bemessenden Mußestunden die Freiheit, sich einer nach eigener Neigung gewählten Gemeinschaft Gleichgesinnter freundschaftlich anzuschließen. „Das starke religiöse Bedürfnis, das idealistische Pflichtgefühl, die gemütvolle Innerlichkeit sind die tiefsten Wurzeln der deutschen Bildung und der deutschen Freiheit, die auf sittlicher Selbstverantwortung beruht"[1]).

III. Jugendpfleger und Jugendpflegerinnen.

Die Fragen der Vorbildung und Ausbildung, der Anstellung und Betätigung von Jugendpflegern und Jugendpflegerinnen bilden zunächst

[1]) Vgl. Kühne, „Krieg und Fortbildungsschule", „Die deutsche Fortbildungsschule", XXIV. Jahrgang, Berlin 1915, Nr. 23, S. 731.

um der verschiedenen Rechtsnatur ihrer Arbeitgeber willen ein Grenzgebiet zwischen der Förderung, die der Jugendvereinsarbeit von außen her erwächst, und jener, die die Verbände ihr aus eigener Kraft angedeihen lassen. Auch liegt das Tätigkeitsgebiet der Jugendpfleger bald in den Verbänden, den einzelnen Vereinen usw., bald, beispielsweise bei den von Bundesstaaten oder den Gemeinden zum Dienst in der Jugendpflege bestellten Personen, umgibt es diese mehr von außen.

Allgemein ist man vor dem Kriege zu der Überzeugung gekommen, daß man auf die Dauer auch innerhalb der Jugendvereinsarbeit mit ehrenamtlichen Arbeitskräften allein nicht auskommen kann, wenn die Jugendpflege für die Erziehung unserer Heranwachsenden in weiterem Umfang dauernd wirklich Erhebliches leisten soll[1]). Die Erkenntnis der Notwendigkeit solchen Überganges vom Ehrenamt zur Berufsarbeit ist eine typische Phase in der Entwicklung aller Wohlfahrtspflege. Auch für die praktische Erzieherarbeit von Mensch zu Mensch, die die Domäne der ehrenamtlichen und nebenamtlichen Tätigkeit ist, stellt man neuerdings in nicht seltenen Fällen Berufsarbeiter ein. So z. B. für den Aufsichtsdienst in täglich geöffneten Heimen. Berufsarbeiter braucht man in den großen Organisationen für die immer mehr verfeinerte Verwaltungstätigkeit, die jeder umfangreiche Vereinsapparat notwendig macht, und man braucht sie vor allem in den Zentralen, deren die über ganz Deutschland sich erstreckenden Verbände mindestens eine, vielfach außerdem mehrere kleine in verschiedenen Landesteilen unterhalten. Der Evangelische Verband zur Pflege der weiblichen Jugend Deutschlands hat eigene Reise- oder Landes- bzw. Provinzialsekretärinnen in den letzten Jahren in wachsender Zahl eingestellt, die die einzelnen Vereine und ihre Leiter planmäßig besuchen. Alle diese Berufsarbeiter sind ähnlich etwa den Beamten großer Berufsorganisationen auch in der geistigen Förderung der Arbeit ihres Kreises tätig[2]), sie sind vielfach bei der Redaktion des Verbandsorgans beschäftigt, sie müssen die Fachliteratur etwas verfolgen, den Verein gelegentlich nach außen vertreten, kurz allerlei Hilfeleistungen übernehmen, die nicht allein bedingen, daß eine Persönlichkeit ausschließlich für diese freigestellt wird, sondern auch eine gewisse Vorbildung erfordern.

Die Ausbildung hauptamtlicher Jugendpfleger ist auf evangelischer Seite besonders entwickelt. In Friedenszeiten wirken hierfür eine Reihe

---

[1]) **Vgl. u. a. Reimers, „Dringliche Forderungen", „Ratgeber", VIII. Jahrg., Berlin 1914, S. 65ff.**

[2]) **Vgl. Siemering, „Der Beruf der Jugendpflegerin", „Frauenberuf und Erwerb", Berlin 1915, Nr. 12.**

gut aufgebauter Seminare, die theoretische Schulung mit praktischer Unterweisung verbinden[1]). Über den Unterrichtsstoff, der den angehenden Jugendpflegern zu bieten sei, wird noch vielfach diskutiert. Im besonderen verlangt Walther Classen, einer unserer erfahrensten Praktiker in Deutschland, daß für eine wirksame Erziehung gründliche Einsicht in die Bedingungen der Herkunft und Abstammung der Zöglinge unerläßlich seien, Kenntnis dessen, was er mit Vorliebe die „Naturgeschichte unseres Volkes" nennt[2].)

Weibliche Kräfte, die in der Jugendpflege mit Recht einen besonders reizvollen Frauenberuf sehen — denn es handelt sich meist um Arbeit von Mensch zu Mensch, und außerdem kann auf den mannigfachen Sondergebieten der Praxis, in der erziehlichen Einwirkung, auch im Spiel, Gesang und Tanz, in der Pflege kleiner Künste und Fertigkeiten, im frischen Verkehr mit den jungen Schutzbefohlenen fast jede weibliche Anlage zu beglückender Entfaltung kommen — werden bisher in der Regel in einer der zahlreichen sozialen Frauenschulen verschiedener Spielart für die Arbeit in der Wohlfahrtspflege allgemein ausgebildet und erhalten dann in der Praxis und in anschließenden Kursen ergänzenden Spezialunterricht[3]). Die Anstellungsbedingungen für beide Geschlechter sind noch ungleichmäßig und eigentlich nur in den konfessionellen Verbänden, außerdem in der Großindustrie und in einigen Städten, in denen aber erst ganz vereinzelt Jugendpfleger angestellt werden, als finanziell befriedigend zu betrachten.

Das Heer der ehrenamtlichen Jugendpfleger und Jugendpflegerinnen, vielfach auch die nebenamtlichen, Lehrer und Geistliche, sucht man in den nach wie vor sehr zahlreich veranstalteten Informationskursen zu gewinnen, anzuregen, womöglich einigermaßen zu schulen. Solche Kurse erstrecken sich meist über mehrere Tage. Von verschiedenen Vortragenden wird in mehr oder minder geordneter Folge über die unterschiedlichsten Gegenstände, meist ausschließlich der Jugendvereinsarbeit, gesprochen; Besichtigungen aller Art, Bewegungsspiele und Wanderungen schließen sich

---

[1]) Vgl. den Bericht über den III. Ausbildungskursus des Vereins zur Ausbildung von Jugendpflegern zu Frankfurt a. M. „Ratgeber", VIII. Jahrgang, Berlin 1914, S. 140 u. 155/56. — Haupt, „Jugendpflege und Jugendpfleger". „Gemeinwohl", Zeitschrift des Bergischen Vereins für Gemeinwohl, XXVII. Jahrgang, Elberfeld 1914, S. 7ff.

[2]) Vgl. Classen, „Plan einer Ausbildungsanstalt für Erzieher der schulentlassenen Jugend". „Ratgeber", VIII. Jahrgang, Berlin 1914, S. 26/27. — Derselbe, „Eine neue Art Einführung in die Jugendpflege". Ebenda, S. 88/89. — Derselbe, „Die militärische Jugendvorbereitung und der neue Erzieherstand". „Ratgeber", IX. Jahrgang Berlin, 1915, S. 21ff.

[3]) Vgl. die Fußnote 1 dieser Seite.

in oft bunter Reihe an[1]). Allgemeine Kurse dieser Art, die Hörer aller Richtungen vereinen wollen und gewöhnlich auch kurze Berichte über die Leistungen in den verschiedenen Lagern bieten, veranstalten der preußische Staat, die Jugendpflegeausschüsse, die Kreisschulinspektionen usf. Andere, die für die eigenen Mitarbeiter bestimmt sind, werden in geschlossenem Kreis von manchen Verbänden eingerichtet. Bisweilen, um etwa für die eigene Sache zu werben, oder um ihre Bedeutung zu zeigen, wenden sich auch konfessionelle Organisationen mit derartigen Kursen an die Öffentlichkeit. Öffentliche Spielkurse, also lediglich für ein Spezialgebiet, veranstaltet regelmäßig der Zentralausschuß für Volks- und Jugendspiele.

Eine Sonderstellung unter den Jugendpflegern und Jugendpflegerinnen, soweit sie nicht etwa im Hauptamt von einer Jugendpflegeorganisation angestellt sind, nehmen die einstweilen grundsätzlich nebenamtlich beschäftigten preußischen Kreis- und Bezirksjugendpfleger und -jugendpflegerinnen ein. Bekanntlich sollen sie im einzelnen nach den hierin vorbildlichen Anweisungen der preußischen Regierung „nicht als Revisoren oder gar als Vorgesetzte", sondern als „kollegiale Berater" wirken, weshalb nur Persönlichkeiten eingestellt werden sollen, „welche durch Sachkunde und taktvolles Auftreten hierzu geeignet erscheinen". Ein tüchtiger Kreis- oder Bezirksjugendpfleger soll durch seinen persönlichen Einfluß einen großen Teil jener allgemeinen Aufgaben zur Förderung der Jugendpflege lösen, die bei der Erörterung der Ausschüsse angedeutet wurden. Er bzw. sie soll im besonderen das Geschick besitzen, andere Männer und Frauen in der Jugendpflege in Tätigkeit zu setzen[2]). „Vor allem haben sie sich auch überall zu bemühen, in taktvoller Weise ein friedliches Zusammenarbeiten der verschiedenartigen Jugendvereinigungen und deren Sammlung in den dazu bestimmten Ausschüssen anbahnen und fördern zu helfen." Leider war es vor dem Krieg noch nicht überall gelungen, das Institut der staatlichen Jugendpfleger in befriedigender Weise in Tätigkeit zu setzen. Auch hier handelt es sich noch um Versuche und Anfänge, denen Zeit und günstige Umstände erst das rechte Gelingen bringen können. Die Neuheit der Einrichtung bedingt es, daß ihre Durchführung in der Provinz nicht immer den Absichten der Regierung völlig entsprach, und daß gelegentlich wohl auch bedauerliche Mißgriffe in der Wahl der Personen vorgekommen sind.

[1]) Vgl. u. a. Gennrich, „Leistungen der Informationskurse für die Vorbildung von Helferinnen in der Jugendpflege". „Ratgeber", VIII. Jahrgang, Berlin 1914, S. 52 ff.; Siemering, „Ein Vorschlag für die Einrichtung von Informationskursen". Ebenda, S. 157 ff.

[2]) Vgl. den hübschen Bericht von Freiin Erika Grote, „Aus meiner Arbeit". „Ratgeber", X. Jahrgang, Berlin 1916, S. 10 ff.

In solchen Fällen mag das einfache Wort der Anweisung, daß die nebenamtlichen Jugendpfleger als Beauftragte der zuständigen Regierungspräsidenten zu erachten seien, zum Mißverstehen der Aufgaben eines Bezirksjugendpflegers Anlaß gegeben haben. Andererseits ist es den erst in neuerer Zeit vom Staat eingestellten Jugendpflegerinnen vielfach nicht gelungen, sich das für ihre Wirksamkeit unerläßliche Maß von Autorität zu verschaffen. Nur wo sie auf Grund persönlicher Eigenschaften die sichere Gewohnheit, andere zu leiten, mitbrachten, schufen sie sich u. W. schnell eine gute Stellung.

Die verschwommene Aufgabe des Förderns und Anregens bietet der einzelnen Person des „neutralen" Jugendpflegers noch größere Schwierigkeiten als der Gemeinschaft der Ausschüsse. Dem kann nur durch fest bestimmte, ihm allein zu übertragende Aufgaben im Dienste der Allgemeinheit abgeholfen werden: etwa Mitarbeit in der Berufsberatung, Mitarbeit in einer planmäßig zu leistenden erzieherischen Beaufsichtigung der Wanderbewegung unserer Jugendlichen. Durch solche Hilfsdienste werden Vertrauen und Anerkennung der Vereinsleiter erheblich leichter gewonnen als bei gelegentlichen Besuchen, die doch mehr oder minder einem Beobachten gleichsehen. Solche praktische Arbeit in der Jugendpflege erfordert bei ihrem heutigen Entwicklungsstand eine bestimmte Vorbildung. Auch sie wird das Ansehen des Jugendpflegers, der Jugendpflegerin heben. Ebenso, wenn nicht vor allem, das feste Amt, mit dem solche staatlichen Jugendpfleger in Zukunft auszustatten wären. Diese drei Dinge: sachgemäße berufliche Schulung, fest bestimmter Aufgabenkreis und Amt würden bescheidenen Arbeitern und Arbeiterinnen die erwünschte Stütze ihrer Autorität sein, andere vor den Versuchungen bewahren, die für sie heute in der halb ehrenamtlichen Tätigkeit auf einem Gebiet liegen, dessen Schranken nur mit feinem Gefühl zu erkennen sind. Da in jedem Fall die Landräte und Regierungspräsidenten die Vorgesetzten unserer staatlichen Pfleger bleiben, so wären Befürchtungen an solche Freiheitsberaubung kaum zu knüpfen. Fragt sich nur, ob wir in der Lage sein werden, die Kosten für einen neuen Beamtenstab jetzt auf uns zu nehmen.

IV. Ausbau der Jugendvereinsarbeit im allgemeinen.

In allen Lagern ist die Technik der Jugendvereinsarbeit von erfahrenen Praktikern, von pädagogisch befähigten Männern und Frauen, im Laufe der letzten Jahre zu feiner Blüte gebracht. Eine fast unübersehbare Flut von Büchern und Fachzeitschriften spült die irgendwo gewonnene Erfahrung auf die breite Uferstraße allgemeiner Kenntnisnahme. Und dieser rege Gedankenaustausch aller Strebenden und Lernbereiten, zusammen mit der Kontrolltätigkeit der staatlichen Jugendpflegeausschüsse, hat zu einem erfreulichen Ausgleich in der äußeren Praxis fast der gesamten Jugendpflege geführt, soweit sie mit der Jugendvereinsarbeit identisch ist. Erfreulich, weil es sich nicht um öde Gleichmacherei, nicht um Verblassen der Ziele handelt, sondern um eine durchaus heilsame Bereicherung der verschiedenen Vereinsprogramme, etwa durch Sport und Spiel für die einen, durch wirtschaftliche Förderung der Mitglieder für die anderen, ja für die dritten vielleicht durch eine erste Erkenntnis der letzten Endes sittlichen Aufgaben aller Jugenderziehung. Auch die wichtigeren Neuerscheinungen allgemeinen Inhalts, die hier erwähnt werden sollen, knüpfen ihre Betrachtungen mehr oder weniger an die Erziehertätigkeit im Jugendverein an. Da sind zuerst zwei Arbeiten von Walther Classen zu nennen: „Zucht und Freiheit, ein Wegweiser für die deutsche Jugendpflege" (Beck, München 1914), der erweiterte Neudruck einer älteren Arbeit, und die neue Auflage seiner „Großstadtheimat" (C. Boysen, Hamburg 1915). Beide stehen in der gesamten Literatur zur deutschen Jugendpflege an erster Stelle, sowohl was den pädagogischen Gehalt und die Tiefe der Erfahrung als auch die Frische und Ursprünglichkeit der Darstellung anlangt. Es sind die jugendpflegerischen Erlebnisse und Erkenntnisse eines Mannes, der sein norddeutsches Volk kennt, versteht und mit ihm zu leben weiß. Es sind die praktischen Ratschläge eines suchenden Erziehers, der gewiß seine eigentümlichen Wege geht, der aber in der bitteren Mühe langer Jahre so viel von dem gelernt hat, das allen, die in der Erziehung der Heranwachsenden arbeiten, zu wissen not tut, daß jeder Mitarbeiter, welchem Lager er immer angehören mag, Classens Schriften mit größtem Gewinn, gewiß auch mit Genuß lesen wird. Für den noch ferner Stehenden, dem es mehr um den Inhalt unserer Arbeit als um die vielgestaltige Form zu tun ist, die sie in den Organisationen gefunden hat, sind die zwei Bücher eine unvergleichliche Einführung[1]). Eine gute, angenehm zu lesende Einführung in den Aufgabenkreis und die Arbeitsweise der Jugendpflege gibt auch das kleine Buch von Bohnstedt, „Jugendpflegearbeit, ihre praktischen Anfänge und geistigen Werte" (Berlin 1914, B. G. Teubner)[2]), das u. a. auch die Tätigkeit der staatlichen Ausschüsse berücksichtigt. Eine gleichfalls in engerem Rahmen zusammengedrängte Übersicht über die Pflegearbeit

[1]) Vgl. die Anzeigen im „Ratgeber für Jugendvereinigungen", III. Jahrgang, Berlin 1910, S. 115; VIII. Jahrgang, Nr. 5, Mai 1914, S. 77; X. Jahrgang, Nr. 7, Juli 1916, S. 112.

[2]) Vgl. die Anzeige im „Ratgeber", IX. Jahrgang, Nr. 7, Juli 1915, S. 112.

an der männlichen Jugend, u. a. über die organisatorische Seite der Sache, sucht Siercks' „Jugendpflege" (Berlin und Leipzig 1915, Göschen)[1]) zu geben. Eine Arbeit allgemeinen Inhalts ist auch das Lembkesche „Handbuch der Jugendpflege auf dem Lande" (Berlin 1913, Deutsche Landbuchhandlung), das, wie sein Titel sagt, besonders auf die Bedürfnisse der Landjugend Bezug nimmt. Pastor Juhl, Hennstedt, glaubt, daß das Buch der Jugendpflege auf dem Lande reiche Förderung bringen werde[2]). Im wesentlichen ist von der männlichen Jugend die Rede. In einem hübschen, sympathisch geschriebenen Aufsatz über die deutsche Jugendpflege hat ferner Friedrich Reimers im „Jungdeutschlandboten für 1914" (Berlin 1913, Paul Kittel, S. 81 ff.) in wenigen Seiten die Hauptsachen mitgeteilt. Der kleine Bericht ist für junge Leute bestimmt, wird aber auch von Gereiften gern gelesen werden. Von der Pflege der weiblichen Jugend mehr im allgemeinen handeln folgende neuere Veröffentlichungen: „Zur Pflege der weiblichen Jugend, III. Folge der Jugendpflege, Alte und neue Wege zur Förderung unserer schulentlassenen Jugend"; (Jena 1913, Eugen Diederichs' Verlag). Eine Sammlung von Vorträgen, die gelegentlich eines in Charlottenburg veranstalteten Informationskursus gehalten wurden, und die verschiedene Spezialfragen der Erzieherarbeit an den Mädchen wie der Mädchenvereinsarbeit im besonderen erörtern. Dies letzte Gebiet schildert in Einzeldarstellungen aus dem evangelischen wie dem katholischen Lager, aus den Kreisen der Volksschullehrerinnen Berlins und der ländlichen Verhältnisse eine demnächst erscheinende Schrift der Zentralstelle für Volkswohlfahrt, „Der Mädchenverein", (Berlin 1916, Carl Heymanns Verlag). Berichte über Mädchenwandern, über Wandervogelbetrieb und Theaterspiel sind angeschlossen. Der Neuling wird hier manches frische Bild jugendpflegerischen Lebens meist aus der Zeit vor dem Kriege finden, das ihm die Wege weist, auf denen er etwa seine Schutzbefohlenen zu frohen Mußestunden führen kann. Endlich ist in diesem Zusammenhang eine kleine Arbeit der Verfasserin dieses Heftes zu nennen: Hertha Siemering, „Pflege der weiblichen Jugend" (Flugschrift 10 der Zentralstelle für Volkswohlfahrt, Berlin 1914, Carl Heymanns Verlag). Sie ist gleichfalls aus verschiedenen Vorträgen hervorgegangen und will zeigen, in welchen Beziehungen die Jugendpflege zu der deutschen Erziehungsarbeit im allgemeinen steht, welche Aufgaben sie zu lösen hätte und was ungefähr sie bisher in der Vereinsarbeit leistet. Das Problem der natürlichen und not-

[1]) Vgl. die Anzeige im „Ratgeber", IX. Jahrgang, Berlin 1915, S. 127.

[2]) Vgl. die Anzeige im „Ratgeber für Jugendvereinigungen", VII. Jahrgang, Berlin 1913, S. 313.

wendigen Grenzen der Jugendvereinsarbeit, das uns heute am lebhaftesten beschäftigt, wird bereits gestreift. Eine kurze Übersicht über die für die Mädchenarbeit wichtigsten Organisationen bildet den Schluß.

Aber auch die allgemeinen Fragen der Jugendpflege werden ständig, das sei an dieser Stelle nochmals betont, in den Fachzeitschriften erörtert. Die unbequeme Lektüre dieser Blätter, freilich nicht beschränkt auf die einer einzigen oder weniger ähnlich gerichteter Gruppen, gibt eine Einführung, die jeder Übersicht aus einer Feder deshalb vorzuziehen ist, weil eine solche selbst bei dem ehrlichsten Bemühen um Gerechtigkeit doch immer von den subjektiven Eindrücken und Erfahrungen des Berichterstatters mitbestimmt ist.

Die technische Verfeinerung der Jugendvereinsarbeit bringt es mit sich, daß Spezialfragen in wachsender Zahl aus der Generaldebatte herausgehoben und für sich behandelt werden. So hat die Erfahrung einiger besonders fortgeschrittener Jugendvereine dazu geführt, daß man auch in anderen mehr und mehr dazu übergeht, die Altersklassen mindestens in zwei Gruppen zu trennen, wobei etwa das 17. Lebensjahr die übliche Grenze bildet. Hochentwickelte Vereine, die ihre Mitglieder über die ersten Jugendjahre hinaus zusammenhalten, nehmen bei genügender Beteiligung der höheren Altersklassen später nochmals eine horizontale Scheidung vor. Bei den im allgemeinen noch nicht so differenzierten Mädchenvereinen sind ähnliche Gruppierungen bisher verhältnismäßig selten. Aber die Entwicklung geht auch hier — unseres Wissens einstweilen hauptsächlich im katholischen Lager — voran. Erörtert wird in der neueren Literatur nicht mehr so sehr die Frage, ob solche Scheidung und die durch sie mögliche unterschiedliche Behandlung der älteren und jüngeren Gruppen zweckmäßig sei — ihre Zweckmäßigkeit ist durch die Praxis genügend bewiesen —, als vielmehr die Frage der zweckmäßigen Gestaltung des Vereinslebens im Dienste der reiferen jungen Leute. Die Schwierigkeiten, die Achtzehn-, Neunzehn-, Zwanzigjährigen dem Vereinsleben und seinem erziehlichen Einfluß zu erhalten, werden gegenwärtig unter dem Schlagwort „Jungmännerproblem“ zusammengefaßt[1]).

[1]) Vgl. hierzu: Page, „Was sind wir der älteren Jugend in unseren Vereinen schuldig?“ „Ratgeber für Jugendvereinigungen“, IX. Jahrgang, Berlin 1915, S. 1. — Schnabel, „Jungmännerabteilungen in unseren Jünglingsvereinigungen“, „Rundschau“, VI. Jahrgang, Barmen 1915, S. 11. — Mosterts, „Das Jungmännerproblem“, „Jugendführung“, II. Jahrgang, Düsseldorf 1915, S. 177. — Lücking, „Die jüngeren und älteren Mitglieder unserer ländlichen Jugendvereine“, ebenda, III. Jahrgang, Düsseldorf 1916, S. 1. — Jauch, „Wie erreichen wir eine umfassendere Organisation der Jungmännerwelt?“, „Jugendpflege“, III. Jahrgang, München 1915/16, S. 76 u. 109.

Die Behandlung der Probleme der Jugendpsychologie knüpft vorderhand auch meist an die Vereinsarbeit an. Das hängt damit zusammen, daß auch die neueren Arbeiten auf diesem Gebiet noch nicht als eigentlich wissenschaftliche Untersuchungen anzusprechen sind. So wurde beispielsweise die experimentelle Methode der modernen Psychologie noch nicht in den Dienst der Jugendpflege gestellt. Auch liegen noch keine systematischen Beobachtungen vor, die auf einige Exaktheit Anspruch erheben könnten. Was wir besitzen, sind Einzelbeobachtungen, deren lebendige Wiedergabe eher in das Gebiet der Kunst als in das der Wissenschaft gehört. Dennoch mögen sie, soweit sie der Erfahrung entspringen, dem Praktiker vielfach eine willkommene Hilfe in der eigenen Arbeit sein, Anschauungsmaterial, das wohl geeignet ist, ihm das Verständnis für das Innenleben der Schutzbefohlenen zu erleichtern. Darüber hinaus sind sie wertvolle Schilderungen aus dem Volksleben der Gegenwart. Hierhin gehören einige Abschnitte aus den schon erwähnten Büchern von Walther Classen, und hierhin gehören vor allem die Arbeiten eines Berliner Geistlichen, Günther Dehn, der wie kaum ein zweiter die Typen der Arbeiterjungen aus den Berliner Vorstädten zu sehen und zu schildern weiß[1]).

Ganz anderer Art ist ein Buch von Füllkrug, Seelenkunde der weiblichen Jugend" (Schwerin i. M. 1913, Verlag Fr. Bahn). Der Verfasser fußt in seinen allgemeinen Ausführungen auf Friedrich Wilhelm Förster, bewegt sich dann in verschiedenen, gleichfalls allgemeinen Betrachtungen etwa über Freundschaften, die verschiedenen Empfindungen und Neigungen junger Mädchen, wobei er allerdings an einzelne Beispiele anknüpft, und geht schließlich ziemlich ausführlich auf die Entfaltung des religiösen Empfindens ein, auf das, was er die „Neugeburt des religiösen Ich" nennt. Verwandt in der Art der Behandlung, aber mehr mit Bezug auf die männliche Jugend geschrieben, ist eine kleine Schrift von Mahling, „Die Psychologie der Jugendlichen und das religiöse Moment in der Jugendpflege" (Leipzig 1913, Paul Eger).

Ein anderes, in neuerer Zeit viel erörtertes Problem ist das der staatsbürgerlichen Belehrung und Erziehung innerhalb der Vereinsarbeit. Mit diesem Gegenstand befassen sich alle Richtungen. Aus der Fülle der

[1]) Vgl. Dehn, „Proletarierjugend". Berlin-Lichterfelde 1912, Verlag K. G. Th. Scheffer (Anzeige im „Ratgeber", VI. Jahrgang, Berlin 1912, S. 403). — Dehn, „Die Psychologie der männlichen großstädtischen Arbeiterjugend", „Ratgeber für Jugendvereinigungen", VII. Jahrgang, Berlin 1913, Nr. 6, S. 155, Nr. 7, S. 199. — Dehn, „Großstadtjugend", „Ratgeber", VIII. Jahrgang, Berlin 1914, Nr. 7, S. 98. — Dehn, „Der Vereinsabend Allos und seiner Genossen", „Ratgeber", IX. Jahrgang, Berlin 1915, S. 70.

Literatur seien nur genannt: Kabisch, „Erziehender Geschichtsunterricht" (Göttingen 1913, Vandenhoeck & Ruprecht), der mit seinen vielen Beispielen „den Jugendleitern eine Fundgrube für Unterhaltungen und Unterweisungen in den Vereinen bietet" [1]), und vor allem das auch für Jugendvereine sehr zweckmäßige Buch „Staatsbürgerliche Belehrungen in der Kriegszeit", herausgegeben vom Königlich Preußischen Landesgewerbeamt (Berlin 1915, Carl Heymanns Verlag). Besonders brauchbar sind die Abschnitte volkswirtschaftlichen Inhalts, die zum Teil von bekannten Nationalökonomen stammen. Reichliche Angaben über geeignete Lehrbücher und sonstige praktische Hinweise enthält ein Aufsatz von Dr. Auguste Jorns über „Staatsbürgerliche Belehrung der Jugend", („Ratgeber", X. Jahrgang, Berlin 1916, S. 81 ff.)

Die jüngeren Jahrgänge der Mitglieder übt man in den Vereinen gern in Handfertigkeiten aller Art. Diesen Gegenstand behandelt sehr reizvoll und praktisch Pallat in „Der Deutschen Jugend Handwerksbuch", (Leipzig 1915, B. G. Teubner.)

Zu den äußeren technischen Hilfsmitteln der Jugendpflege gehört das Jugendheim. Große Vereine bevorzugen unter allen Umständen ein eigenes, dem sie den Stempel ihres Wesens aufdrücken. Wirtschaftlich hat der Gedanke, etwa vom Ortsausschuß aus mehreren Vereinen eine gemeinsame Heimstätte zu abwechselnder Benutzung zur Verfügung zu stellen, ohne Zweifel viel für sich. Unseres Wissens sind indessen die Erfahrungen, die mit solchen „neutralen" Heimen gemacht wurden, nicht sonderlich günstig. In Heimen, die der gesamten Jugend eines Ortes, eines Stadtbezirks, allgemein offengehalten werden, kommt es bei geschickter Leitung vielfach zu Gründungen von Vereinen in unmittelbarem Anschluß an das Heim. So erfreulich das im einzelnen Fall sein mag, so wird doch dadurch nicht das erreicht, was eigentlich beabsichtigt war, nämlich in dem freien, an keine Organisation gebundenen Verkehr im Heim, eine Form der Pflege zu entwickeln, die der Jugend zugute kommt, die sich den üblichen Vereinen nicht anschließt. Soll das gelingen, so muß das Heim mehr den Charakter einer Siedelung im Arbeiterquartier tragen. Ein anschauliches Bild von solcher Leistung und davon, wie sie angegriffen werden muß, gibt ein Aufsatz von Walther Classen, „Die Volksheimidee und die großstädtische Jugendpflege", („Ratgeber", VII. Jahrgang, Berlin 1913, S. 65 und S. 102 ff.) Auch scheint es, besonders nach den Leistungen der „Sozialen Arbeitsgemeinschaft des Ostens", wie sie Lic. Siegmund-Schultze in einem der Arbeiter-

[1]) Vgl. die Anzeige im „Ratgeber", VIII. Jahrgang, Berlin 1914, S. 13.

quartiere Berlins begründet hat, daß die jugendlichen Mitarbeiter und Mitarbeiterinnen, die die sozialstudentische Bewegung unserer Arbeit warb, im festen Gefüge der Siedlerarbeit am ersten der Jugendpflege dienen können. Freilich ist der sozialpädagogische Effekt wesentlich von der Leitung der Arbeit, zu der die Studenten erst erzogen und vorgebildet werden müssen, abhängig.

Jugendheime wurden von allen Seiten, von Vereinen, Stadt- und Kirchengemeinden, von Kreisausschüssen und von Privaten, vor dem Kriege in großer Zahl errichtet. Vielfach hat auch der Krieg diese Gründerarbeit in der Jugendpflege nicht lahmzulegen vermocht. Mit der Technik der Einrichtung von Jugendheimen beschäftigen sich zwei neuere Arbeiten. Die eine von Veen, „Jugendheime“ (Düsseldorf 1913), dem Leiter einer Auskunftsstelle für Errichtung von Jugendheimen, die dem Generalsekretariat der katholischen Jünglingsvereine Deutschlands in Düsseldorf seit 1913 angegliedert ist, befaßt sich im besonderen mit der rein praktischen Seite der Sache, der Wahl des Platzes, dem Umbau oder Neubau, der inneren Einrichtung und der Finanzierung. Zahlreiche Abbildungen und Grundrisse von Jugendheimen sind beigegeben, meist von kritischen Bemerkungen begleitet. Anders das zweite Buch von Winter, „Heimstätten für die deutsche Jugend“ (Leipzig 1914). *Es ist mehr eine plaudernde Betrachtung, die auf das Ästhetische Gewicht legt. Auch Winter gibt gutes Bildermaterial in größerer Menge, gelegentlich, nach dem Vorgehen von Schulze-Naumburg, Beispiel und Gegenbeispiel einander gegenüberstellend. Nach Art gewisser Kunsterzieher wird der Leser darüber belehrt, was ihm für schön, was für häßlich zu gelten habe.* Übrigens beschränken sich beide Verfasser nicht auf Heime lediglich für die Jugendvereinsarbeit. Die sogenannten Wohnheime, bei Winter auch die Wanderheimstätten oder Jugendherbergen sind gleichfalls in den Kreis der Betrachtung einbezogen.

Die Errichtung und Erhaltung von geeigneten Wanderherbergen als der ungefähr wichtigsten Grundlage einer beständigen Steigerung des Jugendwanderns ist eine Aufgabe, um deren Lösung sich große Jugendpflegevereine, Wandervereine und Gebirgsvereine vielfach gemeinsam bemühen. So hat z. B. der Hamburgische Landesverband für Jugendpflege noch während des Krieges ein stattliches Bauernhaus in Holstein erworben und in eine große Wanderherberge verwandelt, die ausschließlich den Mädchenvereinen bestimmt ist. Die weite Diele dient den Gruppen als Waschraum, sie bietet Platz genug, um bei schlechtem Wetter zum Spielen benutzt zu werden. Küche, Schlaf- und Wohnräume für kleinere Wandergruppen schließen sich ihm im Erdgeschoß an, größere Schlafräume enthält der Giebel. Eiserne Bettstellen mit Matratzen und Decken bilden die absichtlich einfache Ausstattung. Besondere Erwähnung verdient neben den alten Studenten- und Schülerherbergen der mehr der der Volksschule entstammenden Jugend dienende „Ausschuß für deutsche Jugendherbergen", Sitz Altena in Westfalen[1]). Gelegenheit zu längerem Aufenthalt, also Quartier für mehrere Ferientage, bieten die sogenannten Landheime. Manches reizvolle Jugendheim dieser Spielart wurde in der Berichtszeit geschaffen. Unter den Gründern seien die Berufsorganisationen der Handelsangestellten beiderlei Geschlechts genannt.

V. Ausbau der Jugendvereinsarbeit im besonderen, d. h. innerhalb der einzelnen Organisationen.

Am inneren Ausbau ihrer Organisationen haben mit besonderem Eifer wohl die konfessionellen Verbände gearbeitet. Das muß ihnen ohne weiteres zugestanden werden. Ihre Natur, die auf die innere Beeinflussung des jugendlichen Menschen gerichtete Arbeit, erklärt diese Tatsache ebenso wie ihr Alter. Die Dauer ihrer Praxis, die die der Mehrzahl anderer Jugendpflegevereine erheblich überragt, hat ihnen selbstverständlich ein entsprechend größeres Maß an Erfahrung eingetragen. Beide Umstände führen dazu, daß, abgesehen etwa von der deutschen Turnerschaft, die in ihrem Betrieb altüberlieferte, gleichfalls fein durchdachte Formen aufweist, deren germanischen Charakter Classen mit Vorliebe betont, gerade im konfessionellen Lager die organisatorisch am höchsten entwickelte Arbeit geleistet wird. Mit der Befestigung ihrer Arbeitsweise, dem Anschwellen der Mitgliederzahlen und der damit steigenden Verantwortung nach innen und außen, der komplizierten Verwaltungsarbeit, kommen gerade in jüngster Zeit auch die anderen Verbände, etwa die Wandervögel, der Jungdeutschlandbund, dazu, an ihrem Teil Fortschritte dieser Art zu machen. Gleiches gilt von der Sozialdemokratie in ihrer sogenannten Jugendbewegung. Außerordentlich wertvoll aber, gerade als Baumaterial, bleibt — dafür gibt die moderne Jugendpflege ein lehrreiches Schulbeispiel — eine einheitliche, viele Geister verbindende Weltanschauung. So werden in den verschiedenen großen Verbänden der evangelischen wie der katholischen Jugendpflege heute von einem Mittelpunkt aus systematisch und gleichmäßig alle Vereinsleiter und sonstigen Mitarbeiter gelenkt und beeinflußt. Bis in die

---

[1]) Vgl. den Auszug aus dem Jahresbericht für 1915 im „Ratgeber", X. Jahrgang, Berlin 1916, S. 92.

fernsten und feinsten Ausläufer ihrer Arbeit führen diese Zentralen durch Bücher und Zeitschriften immer wieder etwas von dem Geist, in dem die Ihren wirken sollen. Zahlreiche Zwischenzentralen (Landes-, Provinzial-, Diözesan- Bezirksverbände usw.) fassen die Maschen des weiten Netzes zu Gruppen zusammen und prüfen und stärken in lokal begrenzter Zone ständig den Einfluß des alle verbindenden Mittelpunktes. Planmäßig gewinnt, planmäßig schult man die wachsende Schar der gereiften wie der jugendlichen Mitarbeiter.

Es mag hier noch eingeschaltet sein, daß außer der horizontalen Scheidung der Mitglieder in verschiedene Altersklassen in besonders hochentwickelten Vereinen neben der verbreiteten Gruppierung nach der Art der Betätigung (der Zusammenfassung etwa von Schachspiel-, Bläser-, Pfadfinder-, Mandolinen- und sonstigen Abteilungen) innerhalb der Gesamtheit der Vereinsmitglieder eine weitere vertikale Ordnung vorgenommen wird. Die verständigeren und zuverlässigeren Elemente unter den jungen Leuten werden planmäßig zur Mitarbeit im Vereinsbetrieb herangezogen. Von kleineren Ämtern steigen sie zu bedeutungsvolleren empor, in besonderen Kursen oder Unterrichtsabenden begeistert und schult man sie systematisch für ihre Aufgaben. Es ist leicht zu verstehen, daß die jugendlichen Mitarbeiter, die in eigener Tätigkeit etwas von den Sorgen und Nöten, aber auch von Freude und Befriedigung des Leiters miterleben, viel inniger mit ihrem Verein verwachsen, als alle übrigen Mitglieder. Zwischen diesen übrigen und dem größeren Bau des Gesamtvereins sind sie ein lebendiges Bindeglied. Die Mitarbeiter haben unter den Schulentlassenen zu werben, sie suchen ihre Familien auf, sie gehen den Säumigen nach, sie bekümmern sich um die Kranken. In Frankfurt a. M., wo im Evangelischen Wartburgverein das Mitarbeitersystem am feinsten entwickelt ist, schwebt manchem Schuljungen schon als höchstes Ziel seiner künftigen Lehrlings- und Gesellenzeit vor, auch einmal so ein ämterbeschwerter „Wartburger" zu werden. Den Aufstieg eines jugendlichen Mitarbeiters schildert neuerdings Pfarrer Martin Jaeger, der Vorsitzende des Wartburgvereins, in Nr. 9 der „Jugendpflege", München 1916[1]). Manches über ähnliche Versuche im katholischen Lager findet sich bei Jauch, „Moderne Jugendpflege" (Freiburg 1915, Herdersche Verlagsbuchhandlung). Sehr lesenswert sind in diesem Buch auch die Abschnitte, die allgemeiner von dem Ausbau der Vereinsorganisation, der Mitarbeit der Laienwelt am Werk der katho-

---

[1]) Vgl. auch: „Der Wartburgverein, E. V., Frankfurt am Main in der Zeit des Weltkrieges." März 1916. Das kleine, mit Abbildungen geschmückte Heft gibt eine gute Übersicht über die Vereinsarbeit.

lischen Jugendpflege, vor allem von der Arbeit, der innerhalb der Diözesanverbände stehenden Bezirksverbände handeln[1]). Im besonderen geben sie lehrreichen Einblick in die Praxis der katholischen Jugendorganisationen, weiter aber geben sie ein anschauliches Bild des wohlbedachten Austausches von Anweisung und Erfahrung, wie er im Ineinandergreifen von Zentralisation und Dezentralisation bei den konfessionellen Verbänden allgemein ausgebildet ist.

Dieses planmäßige Mühen um Dezentralisation, um Wirken in die Weite, das zunächst den dem Verbandskörper zugehörenden Gliedern gilt, ergänzt der ständige Versuch, die noch vereinzelten Gleichstrebenden zum Anschluß an die großen Gemeinschaften zu bewegen. Von all den verschiedenen Hauptstellen bläst man zum Sammeln, damit die noch unbekannten Vereine und Vereinchen verwandter Tendenz herbeikommen. In eigenen Kongressen hält man Heerschau über seine Getreuen, bespricht mit ihnen, was immer den eigenen Kreis bewegen mag. Diese Sonderparlamente, die teils, — wie etwa die Nationalvereinigung der evangelischen Jünglingsbündnisse Deutschlands, oder die einzelnen dieser Bünde, in der Regel auch die katholischen Verbände — geschlossen, teils — wie der Evangelische Verband zur Pflege der weiblichen Jugend Deutschlands, oder auch einmal jährlich der Bund Deutscher Jugendvereine — in der Öffentlichkeit tagen, sind heute die wichtigsten Pflegestätten der Jugendvereinstechnik.

Ohne Zweifel hat die öffentliche Förderung der Jugendpflege, vor allem die Unterstützung durch Staat und Gemeinde, den schon erwähnten Ausgleich in der Praxis der verschiedenen Organisationen erheblich beschleunigt. Wie gesagt: das Ergebnis ist keineswegs Schematisierung auf Kosten der Eingenart, sondern ein gesunder Wetteifer in der immer allgemeineren Anwendung der mannigfachen Mittel, ohne daß dadurch die Zielsetzung im einzelnen verschoben wird. So beginnen neuerdings selbst die ursprünglich allein der Körperpflege dienenden Vereine in der Erkenntnis, daß alle wirksame Jugendpflege letzten Endes Erziehungsarbeit sein muß, langsam auch bei ihrer Tätigkeit das erziehliche Moment klarer und bewußter in Rücksicht zu ziehen als bisher. Andererseits sehen sich die alten wie die neuen konfessionellen Verbände veranlaßt, Wanderungen und sonstige körperliche Übungen in weitestem Umfang in ihr Programm aufzunehmen, einmal um die Turn- und Sportlustigen nicht ganz oder teilweise an andere Organisationen zu verlieren (eine geordnete Arbeitsgemeinschaft besteht unseres Wissens nur in Sachsen zwischen deutscher Turnerschaft und evangelischen

[1]) Auszugsweise abgedruckt im „Ratgeber“, X. Jahrgang, Berlin 1915, S. 105 u. 123.

Jünglingsvereinen in der Weise, daß die Mitglieder der letzteren als solche an Turnabenden der Turnerschaft teilnehmen), zweitens aber, um der unterstützenden Öffentlichkeit befriedigende Leistungen auch auf dem Gebiet der Körperpflege nachweisen zu können. Z. B. berichtet der Berliner Kreisverband der Evangelischen Jünglingsvereine im Jahre 1913 mit Stolz, daß seine Mannschaft, der seit 1914 ein eigener Spielplatz zur Verfügung steht, bei einem Wettkampf sämtlicher vaterländischer Jugendorganisationen der Reichshauptstadt bei einigen Übungen den Sieg davongetragen hat. Eigene Turnfeste sind in konfessionellen Verbänden durchaus an der Tagesordnung. Auch eine Folgeerscheinung dieser Ausgleichsbewegung, wie man sie nennen kann, war es, daß vor dem Kriege Übungen nach Pfadfinderart von den evangelischen Jünglingsvereinen ziemlich allgemein eingeführt wurden. Die Praxis der in England bekanntlich mächtig entwickelten Organisationen gleichen Stils mag damals auf diesem Sondergebiet anregend gewirkt haben.

Über die Fortschritte der Arbeit der evangelischen Jünglingsvereine finden sich authentische Mitteilungen in den regelmäßig erscheinenden Jahresberichten der elf Bünde (Norddeutscher, Ostdeutscher, Süddeutscher, Sächsischer usw. Bund), zu denen sie in den verschiedenen Landesteilen zusammengeschlossen sind. Einige der diesen untergeordneten Kreisverbände veröffentlichen eigene Jahresberichte. Eine knappere, aber zusammenfassende Übersicht enthält der Jahrgang 1915 des von der Nationalvereinigung der evangelischen Jünglingsbündnisse (Sitz Barmen) herausgegebenen Bundeskalenders: Nachdem innerhalb der einzelnen Jünglingsvereinigungen vielfach besondere Pfadfinderabteilungen ins Leben gerufen waren, wurde im Jahre 1913 von der Nationalvereinigung zur Förderung und einheitlichen Gestaltung der Pfadfindersache und aller anderen Bestrebungen, welche die körperliche Kräftigung der Vereinsmitglieder bezwecken, ein ständiger Ausschuß gewählt. Um dieselbe Zeit wurde dem Jungdeutschlandbund gegenüber eine gewisse Grenzregulierung vorgenommen, die sich ziemlich mit den Anordnungen des Preußischen Kultusministeriums deckt. Wo ein Anschluß an den Bund wünschenswert erscheint, sollen nur die Bünde geschlossen beitreten, nicht aber die einzelnen Vereine oder die einzelnen Mitglieder. Übrigens soll diesen, wenn sie älter werden, der Anschluß an die christlichen Gewerkschaften dringend empfohlen werden. Die Beziehungen zwischen Jugendverein und Berufsorganisationen sind indessen im evangelischen Lager noch keineswegs so gefestigt, wie auf katholischer Seite.

Die Nationalvereinigung verzeichnet in einer Zusammenstellung für das Jahr 1913: 11 Jünglingsbünde mit 2675 Vereinen, die zusammen mit einigen anderen ihr angeschlossenen Vereinen, wie z. B. dem Sittlichkeitsbund vom weißen Kreuz, dem Bund christlicher Polizeibeamter, 169 436 Mitglieder umfaßten. Für diese waren 280 Berufsarbeiter tätig. Außerdem standen für die Arbeit 181 Häuser zur Verfügung. Diese Daten seien hier mit einigen allgemeinen Erläuterungen wiedergegeben, weil der Fernerstehende fast immer auch unserer Arbeit mit dem modernen Zahlenhunger begegnet. Die bisher vorhandenen statistischen Angaben aus dem Gebiet der Jugendpflege sind für Vergleiche untereinander schlechterdings unbrauchbar. Noch gibt es keine für Zählungen innerhalb der Jugendpflege allgemein übliche obere Altersgrenze. Die Vereine zählen meist unterschiedslos alle älteren Mitglieder mit. Durch die oft mehrfache Verbandszugehörigkeit, gelegentlich sind konfessionelle Vereine etwa gleichzeitig dem Jungdeutschlandbund oder einer kaufmännischen Organisation angeschlossen, sind Doppelzählungen häufig. Die pädagogische Leistung der Vereine, die nach Qualität und Intensität ungeheuer verschieden ist, läßt sich in Zahlen überhaupt nicht ausdrücken. Deshalb — und dies sind nur die üblichsten Fehlerquellen — sind alle statistischen Angaben auf diesem Gebiet, besonders Zusammenstellungen der in einer Stadt, in einem Bundesstaat oder gar in ganz Deutschland „von der Jugendpflege erfaßten Jugend" nur mit größtem Vorbehalt zu betrachten.

Der Evangelische Verband zur Pflege der weiblichen Jugend Deutschlands, Sitz Berlin-Dahlem, der die positiv gerichtete evangelische Arbeit an den Mädchen zusammenfaßt, bezog im Frühsommer 1914 ein stattliches Haus, das räumlich den Mittelpunkt seiner über ganz Deutschland verzweigten Tätigkeit bildet. Diese selbst bewegt sich in den als für die konfessionelle Arbeit charakteristisch geschilderten Bahnen. Der Evangelische Verband ist ein organisatorisches Meisterstück innerhalb der deutschen Jugendarbeit. Viele Einzelheiten über seine Leistungen, besonders in der eigentlichen Jungfrauenvereinsarbeit, wie einer neueren Form, der wesentlich von kaufmännischen Angestellten besuchten „Klubs für junge Mädchen", finden sich in den Jahrgängen der „Fürsorge für die weibliche Jugend" (Selbstverlag, Berlin-Dahlem). Die Neigung der meisten Jugendvereine, ihre Wirksamkeit auf immer weitere Kreise auszudehnen, die bei den den Burschen bestimmten Organisationen neuerdings vielfach zur Gründung von Knabenabteilungen geführt hat, die ihre Mitglieder unter den größeren Schülern sammeln und die Vorstufe für den eigentlichen Jugendverein der Schulentlassenen bilden, hat den Evangelischen Verband auf ein anderes Arbeitsgebiet geführt. In sogenannten Studienkränzchen sammelt er die der höheren Schule entstammende weibliche Jugend, um sie sittlich-religiös zu beeinflussen. Ähnlichen Zwecken dienen die seit dem Winter 1913/14 für die nämlichen Kreise veranstalteten „Freizeiten". In einem reizvoll gelegenen Erholungsheim, meist im Mittelgebirge, versammelt man junge Mädchen für eine bis zwei Wochen. An Spaziergänge und leichten Sport, die der Jahreszeit entsprechend die Vormittagsstunden ausfüllen, schließen sich in den Abendstunden Vorträge ethischen Inhalts mit nachfolgender Besprechung. Es liegt in der Natur der Sache, daß bei diesen Gelegenheiten auch für das eigentliche Arbeitsgebiet des Verbandes Teilnahme gewonnen wird.

Das wichtigste Ereignis in der Friedensarbeit des Bundes Deutscher Jugendvereine, der jüngeren Organisationen evangelischer Arbeit, die neben Nationalvereinigung und Evangelischem Verband steht und sich von diesen nicht so sehr durch die kirchlich liberalere Richtung vieler ihrer Vereinsleiter als durch die Methode des Vereinsbetriebes (Clemens Schultz, Walther Classen) unterscheidet, ist das Bemühen um strafferen Zusammenschluß der dem Bund zugehörenden oder nahestehenden Mädchenvereine. Die für 1913 angegebene Zahl von rund 10 500 Mitgliedern gegen rund 7500 in den beiden Vorjahren umfaßt wohl in der Hauptsache nur junge Leute. Jahresberichte veröffentlicht der Bund in seinen „Mitteilungen". Außerdem unterrichten ein Jahrbuch und die beiden Zeitschriften „Die Treue" für Burschen und „Die Freude" für Mädchen — eine der besten Mädchenzeitschriften im Wirkungsbereich der Jugendpflege — über die Leistungen des Bundes und seinen organischen Ausbau[1]).

Vielgestaltiger noch in ihrer Organisation als die evangelische Arbeit auf diesem Gebiet ist die katholische Jugendpflege. Historisch verständlich ist das, weil sich neben den oft Jahrhunderte alten eigentlichen Jugendvereinigungen kirchlichen Charakters (Kongregationen, Sodalitäten), deren altüberlieferte Formen lediglich mit dem Geist neuzeitlicher Jugendpflege zu erfüllen waren, verhältnismäßig frühzeitig breite, lebenskräftige katholische Berufsverbände, Standesorganisationen, wie man sie nennt, entwickelt haben. Die Tendenz des modernen Gesellschaftslebens, dem schwachen Einzelmenschen durch straffe Einordnung in die starke und stärkende Vereinigung gleichstrebender Genossen Rückhalt zu geben, hat durch das auf katholischer Seite von jeher lebendige Bemühen, die katholische Weltanschauung auf allen Lebensgebieten zur Geltung zu bringen, bekanntlich

[1]) Vgl. besonders auch die Berichte über die Bundestagungen im „Ratgeber für Jugendvereinigungen", VI. Jahrgang, Berlin 1912, S. 219ff.; VII. Jahrgang, Berlin 1913, S. 174; VIII. Jahrgang, Berlin 1914, S. 106. Vorträge, die gelegentlich dieser Veranstaltung gehalten wurden, sind im „Ratgeber" mehrfach abgedruckt worden.

eine Fülle von Interessenverbindungen spezifisch katholischer Art entstehen lassen. Bedeutsam für die Jugendpflege, weil sie ihre Wirksamkeit auch bis in die Altersklassen erstrecken, die Gegenstand ihrer Arbeit sind, sind vor allem die katholischen Gesellenvereine und die katholischen Arbeiterorganisationen der Kölner wie der Berliner Richtung, Träger auch katholischer Mittelstands- wie christlich-katholischer Gewerkschaftspolitik. Die Tatsache endlich, daß breite Schichten der deutschen Katholiken der Zentrumspartei zugehören, fällt für die Macht der katholischen Organisationen immer wieder ins Gewicht.

Das Bestreben, katholische Organisationen so mannigfaltiger Art zu schaffen, daß schlechthin jeder katholische Mensch auch für die Befriedigung seiner außerreligiösen Bedürfnisse und Neigungen eine geeignete rein katholische Vereinigung bereitfindet, wird durch den großen Stab für die Verbandsarbeit besonders geschulter Geistlicher erheblich gefördert, wenn nicht getragen. Daß der katholische Jugendverein einen geistlichen Präses hat, erscheint selbstverständlich. Kollegen des Präses sind in der Leitung der Berufsorganisationen tätig. Das verstärkt die Möglichkeit, den heranwachsenden jungen Menschen zu gegebener Zeit von dem einen Verband in den nächsthöheren, der seinem Alter entspricht, überzuführen, bis er schließlich in eine katholische Männerorganisation einmündet. Die Gemeinsamkeit der geistlichen Leitung, der ja als letztes Ziel aller Arbeit die Erziehung guter Katholiken unter allen Umständen gemeinsam sein muß, erleichtert ferner die Grenzregulierung zwischen den verschiedenen Vereinsformen, wie sie der wirtschaftlichen Entwicklung gemäß etwa durch Zunehmen der Industriearbeiter, Abnehmen der Handwerker, oder örtlich, z. B. nach der Größe einer Stadt, nach dem Verhältnis, in dem die ortsanwesenden jungen Leute in gewerblicher oder kaufmännischer oder landwirtschaftlicher Arbeit beschäftigt sind, wünschenswert wird. Im Sommer 1915 haben die katholischen Gesellenvereine und die Jünglingsvereine ihr Verhältnis zueinander auf bestimmte Grundsätze festgelegt[1]). Danach verzichten die katholischen Jünglingsvereine grundsätzlich auf die Handwerksgesellen. Seinerseits gewährt der Gesellenverein den zu ihm übertretenden Mitgliedern der Jünglingsvereine besondere Vergünstigungen für die Aufnahme und Wanderschaft. Außerdem sind über die Werbung der Jugendvereinsmitglieder, die die Gesellenprüfung ablegen, durch den Gesellenverein feste Abmachungen getroffen. Ähnlich sind die Übergangsverhältnisse zwischen Jugendverein und Arbeiterorganisation geregelt. Solche Regelung liegt da

---

[1]) Vgl. „Jugendführung", II. Jahrgang, Düsseldorf 1915, S. 213.

besonders nahe, wo, wie im Süddeutschen Verband katholischer Jugendvereine eine organische Verbindung mit großen Arbeitervereinen besteht. Wo die entsprechenden Standesorganisationen fehlen oder wo die einzelnen Berufsgruppen zu klein sind, um zweckmäßig eigene Organisationen zu bilden, soll die kirchliche Jungmännerorganisation die jungen Leute aufnehmen[1]). So wird z. B. für den zweiten Fall auf Grund von Vereinbarungen mit dem Verband katholischer kaufmännischer Vereinigungen Deutschlands, E. V., die Bildung von kaufmännischen Gruppen in den Jünglingsvereinigungen empfohlen.

Sammelberichte über die Leistungen seiner Glieder werden von dem Generalsekretariat der katholischen Jugendvereinigungen Deutschlands, Sitz Düsseldorf, leider nicht herausgegeben. Eine gute Übersicht über die katholische Erzieherarbeit an der männlichen Jugend gibt das schon genannte Buch von Jauch, „Moderne Jugendpflege" (Freiburg 1915). Bilder aus der Praxis bietet das vom Bonner Bezirksverband katholischer Jugendvereine herausgegebene Heft „Unsere Jugendbewegung". Die Entwicklung auf einem örtlich begrenzten Teilgebiete schildert gründlich der Vorbericht zum zweiten katholischen Jugendtag in Stuttgart (München 1914, Verlag des Verbandes der süddeutschen katholischen Arbeitervereine). Interessant ist u. a. eine Tabelle, die für verschiedene süddeutsche Städte die Zahlen der ortsanwesenden katholischen Jugendlichen männlichen Geschlechts denen der Jugendvereine und der in ihnen organisierten jungen Leute gegenüberstellt. Außerdem wurde im Laufe der letzten Jahre auch im „Ratgeber" mehrfach von katholischer Seite über die eigene Arbeit berichtet. Weiter sind als treffliche Quellen zwei neue katholische Fachzeitschriften zu nennen, die während der letzten Jahre begründet wurden. Seit 1914 gibt das Generalsekretariat in Düsseldorf die „Jugendführung", Zeitschrift für Jünglingspädagogik und Jugendpflege, heraus, bei dem katholischen Jugendsekretariat in München erscheint seit 1912/13 die „Jugendpflege", Monatsschrift zur Pflege der schulentlassenen katholischen Jugend. Bei der zweiten gehört auch die Pflege der weiblichen Jugend in den Kreis der Betrachtung, wie sie auch in das Arbeitsgebiet des süddeutschen Verbandes einbezogen ist. Darüber berichten zwei Aufsätze von M. Wernhard im „Ratgeber für Jugendvereinigungen" (VII. Jahrgang, Berlin 1914, S. 236, und IX. Jahrgang, Berlin 1915, S. 44). Besonderen Glanz erhielt die Mädchenarbeit des Verbandes unlängst dadurch, daß die Königin von Bayern das Protektorat über die Mädchenvereine übernahm.

[1]) Vgl. Jauch, „Wie erreichen wir eine umfassendere Jungmännerorganisation?" „Jugendpflege", III. Jahrgang, München 1915/16, S. 76 u. 109.

Auch die Pflege der weiblichen Jugend gliedert sich im katholischen Lager vielfach den Berufsorganisationen an. So, um zwei ganz große Organisationen zu nennen, dem Verband westdeutscher Arbeiterinnenvereine und dem Verband katholischer Vereine erwerbstätiger Frauen und Mädchen Deutschlands, dessen Gruppen im östlichen Deutschland bis nach Schlesien hinunter stark vertreten sind. Auch sie schließen ihre Jugendabteilungen in Preußen den staatlichen Ausschüssen an. Aus der Fülle der Formen, die die katholische Mädchenarbeit aufweist, seien ferner die Leistungen des Katholischen Frauenbundes erwähnt. Besonders sichtbare Fortschritte in der Festigung ihrer Organisation haben die eigentlich kirchlichen Gruppen, die Jungfrauenvereine und Kongregationen, zu verzeichnen. Im Dezember 1915 schlossen sich Vereine und Verbände dieser Art mit mehr als 400 000 Mitgliedern zu einem Zentralverband der katholischen Jungfrauenvereinigungen West- und Mitteldeutschlands (Sitz Bochum) zusammen. Sein Organ wurde „Der Jungfrauenverein", Bochum, mit der den Präsides bestimmten Beilage „Vorstandsblätter", der an allen Fragen der modernen Mädchenerziehung lebhaften Anteil nimmt. Sein Generalsekretariat, gleichfalls in Bochum, hat u. a. die Aufgabe, sich zu einer Auskunftsstelle für katholische Mädchenarbeit zu entwickeln.

Einen kleinen Einblick in die auf dem Boden der Glaubensgemeinschaft erwachsene jüdische Jugendpflege geben zwei Aufsätze im „Ratgeber für Jugendvereinigungen" (X. Jahrgang, Berlin 1916, S. 17ff.). Der eine von Dr. Cora Berliner[1]) behandelt die Geschichte des Verbandes der Jüdischen Jugendvereine Deutschlands, der andere von Hetty Neumüller gibt in der Schilderung des Frankfurter Klubs für jüdische Mädchen ein Einzelbild aus der Praxis eines Vereins, der mit der jüdischen Gemeinde in Zusammenhang steht. Andere Formen der jüdischen Arbeit, die dem verbindlichen jüdischen Religionsunterricht an unseren Schulen manchen Anstoß zum Erwachen bewußten Judentums und damit manche innere Förderung dankt, bestehen daneben. Der Verband hat ein eigenes Organ: „Mitteilungen des Verbandes der jüdischen Jugendvereine Deutschlands" (Berlin C, Burgstraße 26).

Das Seitenstück zu der konfessionellen Jugendvereinsarbeit ist die Tätigkeit der Organisationen, die sich vor allem der körperlichen Ausbildung unserer Heranwachsenden annehmen. Auf ihre schönen und segensreichen

[1]) Eine größere Arbeit von Cora Berliner über jüdische Jugendpflege wird demnächst, wahrscheinlich als Sonderheft der „Mitteilungen des Verbandes der jüdischen Jugendvereine Deutschlands" (Berlin C, Burgstr. 26), erscheinen.

Leistungen muß, da eine gründliche Darstellung der gesamten neueren Entwicklung unserer Jugendvereinsarbeit in dem Rahmen eines Heftes unmöglich ist, der nächste Bericht dieser Art des näheren eingehen. Inzwischen wird ihnen, deren Tätigkeit, weil sie fast alle ihre Führer ins Feld schickten, unter dem Kriege besonders gelitten hat, hoffentlich schon der Friedensschluß die Möglichkeit zu neuer Blüte in alter Kraft gegeben haben. Nur einiges Material sei angeführt. Die Deutsche Turnerschaft veröffentlicht ihre Jahresberichte in der „Deutschen Turnzeitung" (Leipzig). Sehr wertvoll sind die in dem gleichen Organ mitgeteilten, jährlich erneuerten „Erhebungen des Bestandes innerhalb der Deutschen Turnerschaft", die wenigstens die Jugendlichen männlichen Geschlechts besonders aufführen (z. B. wurden 1. Januar 1913 181 701 Vereinsmitglieder im Alter von 18—20 Jahren und 198 183 „Zöglinge" im Alter von 14—17 Jahren, am 1. Januar 1914 405 265 Jugendliche im Sinne des preußischen Ministerialerlasses vom 18. Januar 1911 gezählt). Über den Aufbau und die Geschichte der Deutschen Turnerschaft unterrichtet am besten ihr Handbuch, herausgegeben von Stadtschulrat Dr. Rühl (9. Auflage, Leipzig 1912).

Wie der Jungdeutschlandbund sich in den letzten Jahren vor dem Kriege besonders in Preußen den staatlichen Organen der Jugendpflege einfügte, wie er sich mit anderen älteren Verbänden auf eine Form gemeinsamer Arbeit einigte, die diesen die volle Selbständigkeit läßt, ist mitgeteilt. In den eigenen Reihen des Bundes wurde mit besonderem Eifer das Kriegsspiel gepflegt, über dessen Technik und pädagogische Bedeutung eine reichhaltige Spezialliteratur angewachsen ist. Über die Tätigkeit der dem Bunde angeschlossenen und ihm wesensverwandten Pfadfinder- und bayrischen Wehrkraftvereine findet sich Näheres in folgenden neueren Veröffentlichungen: „Jahresbericht des Jungdeutschlandbundes für die Zeit vom 13. November 1911 bis 31. März 1913" (Berlin 1913, Mittler & Sohn); Obermayer, „Die Wehrkraftbewegung" (München 1913, Schnell); Graf v. Bothmer, „Jugend und Wehrkraft" (München 1911, Kupferschmied); Lion, „Die deutsche Pfadfinderbewegung und Wehrkraftbewegung und ihre Ursachen"; v. Seckendorff, „Deutsche Jugenderziehung und Pfadfinderbewegung" (beide München 1913, Gmelin).

Glanzvoll verlief im Mai 1914 in Stuttgart die erste öffentliche Tagung des Bundes[1]). Der bei dieser Gelegenheit vom Freiherrn von der Goltz gehaltene Vortrag über Wesen und Wirken des Jungdeutschlandbundes wurde bereits erwähnt. Vor dem Krieg schon und inzwischen haben eigene

[1]) Vgl. den Bericht im „Ratgeber für Jugendvereinigungen", VIII. Jahrgang, Berlin 1914, S. 91.

Mädchenvereine sich entfaltet, die in ihrer Arbeitsweise etwa den in Berlin gedeihenden Jugendvereinigungen im Anschluß an die Volksschule am meisten gleichen. Die Pfadfinderinnen betreiben mit besonderem Eifer den Gartenbau.

Auch die Sportvereine, die im Reichsausschuß für olympische Spiele eine gemeinsame Spitze haben, die Fußballspieler, die Radfahrer, die Schwimmer und in jüngster Zeit die Rudervereine — ein Jugendruderverband wurde unlängst in Berlin gegründet — unterhalten Jugendgruppen, mit denen sie sich den staatlichen Ausschüssen anschließen. Eine umfangreiche Fachpresse berichtet ständig über die Entwicklung dieser Arbeit.

Der Praktiker der Wohlfahrtspflege, der einen jugendlichen Schutzbefohlenen einem vaterländischen Jugendverein zuführen will, wird am besten tun, in Preußen durch Vermittlung des zuständigen Jugendpflegeausschusses, in den übrigen Bundesstaaten, soweit sie eine einheitliche Organisation schon besitzen, durch die diesem entsprechende Stelle, die vorhandenen Vereine kennenzulernen und den geeigneten auszuwählen.

Auf Grund von ausführlichen Erhebungen zusammengestellte Berichte über die Entwicklung der sozialistischen Jugendpflege werden alljährlich von der Zentralstelle für die arbeitende Jugend Deutschlands, Sitz Berlin, veröffentlicht. Die Organe dieser Stelle sind bekanntlich die grundsätzlich aus Vertretern der sozialdemokratischen Partei und der Gewerkschaften, also aus Erwachsenen und Jugendlichen zusammengesetzten örtlichen Jugendausschüsse und die ihnen übergeordneten Bezirksleitungen. Weiteres Material bringen die „Arbeiter-Jugend" (Berlin SW 68, Vorwärts-Verlag), das halbmonatlich erscheinende Organ dieser Bewegung, das, da den Jugendlichen ein Einfluß auf die Arbeit zugestanden ist, Jugendpflege- und Jugendzeitschrift zugleich ist, und der jährlich herausgegebene „Jugendalmanach" (Berlin SW 68, Vorwärts-Verlag). Im September 1914 konnte die sog. freie Jugendbewegung auf das erste Jahrzehnt ihrer Wirksamkeit zurückblicken[1]). Kurz vor Kriegsausbruch hatte sie den wohl bisher höchsten Stand ihrer Entwicklung erreicht. Damals bestanden in 378 Orten sozialistische Jugendheime, in 14 Orten sogar mehrere, die zusammen einen Aufwand von 101 679 M. erforderten. Die Heime spielen als räumliche Grundlage in der sozialistischen Jugendarbeit deshalb eine besonders wichtige Rolle, weil nach § 17 des Reichsvereinsgesetzes (Verbot der Mitgliedschaft Jugendlicher in politischen Vereinen; die freie Jugendbewegung wird als nicht unpolitisch angesehen) dieser Gruppe die Vereinsgründung erschwert ist.

[1]) Vgl. den Festartikel des „Vorwärts", abgedruckt im „Ratgeber für Jugendvereinigungen", VIII. Jahrgang, Berlin 1914, S. 154.

Bekanntlich sind aus den Heimen wie aus allen Veranstaltungen der sozialistischen Jugendbewegung Tabak und Alkohol verbannt. Die „Arbeiter-Jugend“ hatte im März 1914 102726 Abonnenten. Für die „Funktionäre“ wurden Jugendpflegekurse veranstaltet, deren Programme denen anderer Organisationen in vielen Punkten gleichen. Dazu kam ein blühendes Vortragswesen, das gewiß zum erheblichen Teil, d. h. mindestens soweit Themen aus dem Gebiet der Volkswirtschaft, der Geschichte und der Arbeiterbewegung behandelt werden, letzten Endes der Erziehung von Sozialdemokraten dient, im übrigen aber, wie manches andere, der sozialistischen Jugendarbeit (ihre Leistungen für die körperliche Ausbildung, für Geschmacksbildung und Erziehung zum Kunstgenuß [Kampf gegen die Schundliteratur, Museumsführungen, Konzertveranstaltungen u. dgl.]) durchaus als positiv volkserzieherische Leistung zu werten ist. Es kann nicht verkannt werden, daß die Veröffentlichungen der genannten Zentralstelle sich in bezug auf Stil, Ausstattung usf., häufig auf bemerkenswerter Höhe halten. Auch für die Hebung des Jugendwanderns geschieht manches. Ein Heftchen Anleitungen und Winke von Engelbert Graf unter dem Titel „Wie soll man wandern?“ (Berlin 1913, Vorwärts-Buchhandlung) ist eine besonders nette, frisch geschriebene Anleitung für Führer und Jugendliche.

Die gesamte Arbeit auch dieser Organisation wie die mancher anderen ist unter dem Einfluß des Krieges erheblich zurückgegangen (Abonnenten der „Arbeiter-Jugend“ z. B. bis März 1915 um 41%), dennoch — ein Beweis für den starken Lebenswillen auch in ihren Kreisen — wird die zeitgemäße Frage der „Neuorientierung“ lebhaft erörtert. Zweierlei mag der Anlaß sein. Mit dem Anwachsen der Organisation steigt naturgemäß ihre Verantwortlichkeit für die Handlungen der einzelnen Ortsgruppen und einzelnen Jugendlichen. Das Bedürfnis nach einer an Autorität starken Leitung ließen einige Vorfälle der jüngsten Zeit, z. B. einer in Hamburg, deutlich werden. Auch in der Sozialdemokratie muß man einsehen — und diese Einsicht beginnt durchzudringen —, daß das weitgehende, von ihr als im Gegensatz zur Praxis der sog. bürgerlichen Jugendpflege günstiger oft gepriesene Selbstbestimmungsrecht ihrer Jugend gelegentlich in grobe Unbotmäßigkeit umschlägt, wenn es nicht durch reifere Führer in den Bahnen gehalten und gelenkt wird, die nun einmal für Heranwachsende taugen. Ein Teil der erwähnten Vorkommnisse, über die die „Arbeiter-Jugend“ berichtet hat, dürfte mit der Spaltung der deutschen Sozialdemokratie in Zusammenhang stehen. Gewisse Vereinsgründungen, die von einer oberen Altersgrenze für ihre Mitgliedschaft nichts wissen wollen, werden bekämpft, da sie nicht eigentliche Jugendorganisationen, sondern so etwas wie eine jungsozialistische, d. h. eine politisch radikale Gründung seien. Die Auseinandersetzung mit diesen Strömungen ist eine innere Angelegenheit der „freien" Jugendbewegung. Eine andere Frage ist, wie sich unsere Öffentlichkeit und die übrige Jugendpflege in Zukunft zu ihrer Arbeit stellen werden. Gewiß wird man in nationalgesinnten Kreisen nach wie vor die sozialdemokratische Tendenz der „freien" Jugendbewegung bekämpfen, und man wird sich nach wie vor dem widersetzen müssen, daß junge Deutsche durch Flugblätter, durch Artikel in der „Arbeiter-Jugend" und sonstige Mittel über geschichtliche, politische und wirtschaftliche Vorgänge oder andere Geschehnisse des öffentlichen Lebens in einer Weise unterrichtet werden, die oft genug die gehörige Sachlichkeit und Mäßigung des Urteils vermissen läßt. Der Widerstand gegen diese Dinge wie gegen die häßlichen Formen, in denen sie sich bisweilen vollziehen, ist nicht allein aus nationalpolitischen, sondern auch aus pädagogischen Rücksichten notwendig. Dagegen sollte auch in der Jugendpflege der ehrlich überzeugte Sozialist mit jener Ritterlichkeit behandelt oder befehdet werden, die sonst im anständigen Kampf üblich ist. Märtyrer machen ist niemals nützlich. Auch aus diesem Grunde, wenn nicht allein um des Geistes vom August 1914 willen, wäre zu erwägen, ob man für Veranstaltungen im Dienste körperlicher Ausbildung der sozialdemokratischen Jugendbewegung nicht gleichfalls die Vergünstigungen zugestehen sollte, die die übrige Jugendpflege genießt: Benutzung städtischer Turnhallen und öffentlicher Spielplätze, Fahrpreisermäßigung auf der Eisenbahn, Vorzugspreise beim Bezug von Generalstabskarten, vielleicht auch Beteiligung an der Unfall- und Haftpflichtversicherung. Als ein günstiges Zeichen der Zeit vermerkt der Jahresbericht von 1914/15 „die Tatsache, daß die Stadt Krimmitschau dem dortigen sozialdemokratischen Jugendausschuß zum ersten Male eine Unterstützung von 300 M. gewährte, und daß das sächsische Kultusministerium dem Jugendausschuß für Löbau für einen Handarbeitskursus für Mädchen auf Grund eines Gesuches 75 M. bewilligte".

Als neue Erscheinungen auf unserem Gebiet, d. h. neu als Mitarbeiter in der Jugendpflege, sind schließlich zwei Gruppen von Berufsorganisationen zu nennen, die Verbände der kaufmännischen Angestellten und die Gewerkschaften, ferner die freideutsche Jugend mit ihren wichtigsten Wurzeln, den Wandervögeln, und die ihnen, soweit unsere Arbeit in Frage kommt, also praktisch, verwandte sozialstudentische Bewegung, auf die an anderer Stelle schon kurz hingewiesen wurde, endlich der Vaterländische Frauenverein.

Die kaufmännischen Vereine, sowohl die für männliche als auch die für weibliche Angestellte, sind meist einige Jahre vor dem Kriege, die Gewerkschaften aller drei Richtungen, freie, christliche und Hirsch-Dunckersche, mit Nachdruck eigentlich erst unmittelbar vorher auf den Plan getreten. Das Bedürfnis unserer Zeit, den Menschen möglichst frühzeitig in den Interessenkreis einer geeigneten Standesorganisation einzuspannen, um ihn für seinen Stand und damit zur Stärkung der Organisation wie zu seinem eigenen Besten tüchtig zu machen, das — wie wir sahen — in der katholischen Welt unter ihren Bedingungen zu so vielfältigen Gründungen führte, ist zweifellos auch in dieser für die Jugendpflege bedeutsamen Entwicklung wirksam. Will man den künftigen Standesgenossen in seiner Lehrzeit schon erfassen, so muß man ihm, auch von seiten der Berufsorganisation aus, eine Vereinsform bieten, die seinen jungen Jahren gemäß ist. Deshalb wird es selbstverständlich, daß die Jugendabteilungen der Berufsvereine mit den Mitteln und nach der Methode der Jugendpflege arbeiten. Beispielsweise verzeichnet ein Bericht des Deutschnationalen Handlungsgehilfenverbandes, Hamburg, aus dem Jahre 1913, daß für 18 236 Kaufmannslehrlinge, die sich in 496 Städten zu örtlichen Jugendabteilungen zusammengeschlossen hatten, 10 530 Veranstaltungen mit insgesamt 144 642 jugendlichen Teilnehmern stattfanden. Der beruflichen Fortbildung dienten Lehrgänge, unter den sonstigen Veranstaltungen werden u. a. Vortragsabende, Feste, Besichtigungen verschiedener Art, Wanderungen, Kriegsspiele, Bastelabende genannt. Eigene Wehrkraft- und Pfadfinderabteilungen sind vorhanden. Die Fahrenden Gesellen, die ihrem Wesen nach den Wandervögeln ähnliche Wandergruppe des Deutschnationalen Handlungsgehilfenverbandes, unterstützten die Jugendarbeit. Ihre 36 Landheime werden von den Jugendmitgliedern bei Wanderfahrten als Übernachtungsstätten, bei Urlaub gelegentlich als Ferienaufenthalt benutzt. In den verschiedenen Gauen und Kreisen des Verbandes werden Tagungen für die Jugendlichen veranstaltet. In ähnlicher, wenn auch noch nicht ganz so vielseitiger Weise wird in den zahlreichen Jugendgruppen des Verbandes Deutscher Handlungsgehilfen (Sitz Leipzig) und des Vereins für Handlungskommis von 1858 (Sitz Hamburg) gearbeitet (vgl. die neueren Jahresberichte beider).

Ein würdiges Seitenstück zu den Leistungen ihrer männlichen Kollegen ist die Jugendpflegearbeit des Kaufmännischen Verbandes für weibliche Angestellte (Sitz Berlin) und die der verbündeten Kaufmännischen Vereine für weibliche Angestellte (Sitz Kassel). Einzelheiten aus der ersten hat der „Ratgeber für Jugendvereinigungen" in den letzten Jahren mehrfach mitgeteilt.

Die Pflege der kaufmännischen Jugend wird durch die im Handelsgewerbe noch mangelhafte Sonntagsruhe gehemmt.

Die jugendpflegerischen Leistungen der Gewerkschaften sind über vorbereitende Schritte in den meisten Fällen noch kaum hinausgekommen. Ihre Tätigkeit für die Heranwachsenden dürfte, begünstigt durch den während des Krieges dem Reichsvereinsgesetz hinzugefügten § 17a, nach dem Friedensschluß mit besonderem Eifer aufgenommen werden. In der Praxis der Rechtsprechung und Verwaltung sollen die Gewerkschaften nicht mehr als politische Vereine angesehen werden. Damit ist ihnen die Möglichkeit gegeben, die jugendlichen Berufsgenossen als Mitglieder aufzunehmen und an allen rein gewerkschaftlichen Veranstaltungen teilnehmen zu lassen. Die von einigen Parteien geforderte Aufhebung des § 17 — die Einfügung des § 17a ist ein Kompromiß — führte auch in den Reihen der Jugenderzieher zu lebhaften Auseinandersetzungen, in denen die Ansicht vorherrschte, daß die Heranwachsenden von dem Kampf der politischen Parteien fernzuhalten seien.

Man kann in einer Darstellung der Entwicklung der deutschen Jugendpflege seit 1913 die Anfänge der Freideutschen Jugendbewegung nicht übergehen. Gewiß, die Jugend, die im Oktober des Jahres der Jahrhundertfeiern auf dem Hohen Meißner zu ihrem eigensten Fest zusammenkam, mochte vielfach schon dem Alter entwachsen sein, dem unsere Sorgfalt in erster Linie gilt. Auch war es eine Jugend, die keineswegs den von Erwachsenen begründeten und geleiteten Vereinen entstammte, eine Jugend vielmehr, aus deren Reihen sich nicht wenige zunächst schaudernd von jedem Jugendpflegeverein abwenden würden. Dennoch wäre es durchaus ein Irrtum, hier allein die freien, sich selbst bestimmenden Jünglinge und Mädchen, dort nur die gegängelten zu sehen, und es ist bedauerlich und bedenklich, wenn gelegentlich gar ein Gegensatz zwischen Jugendbewegung und Jugendpflege konstruiert wird. Alle tüchtige Jugendpflege, das ist in jüngerer Zeit mehrfach mit Recht betont worden, wird schließlich zur Jugendbewegung. Die jungen Leute, die sich überall aus freien Stücken unseren Jugendvereinen anschließen, entwickeln sich in den günstigeren Fällen zu bewußten Trägern ihrer Organisation. Andererseits wird es heute bei den Leitern der Wandervogelbünde rückhaltlos anerkannt, daß die Jugendbewegung, auch wenn sie in den Kreisen der Schüler höherer Lehranstalten lebendig ist, für die jüngeren Altersstufen des reiferen Führers nicht entraten kann. Wir freuen uns dieser Jugendbewegung u. a., weil sie — das gilt von den Wandervögeln — in jahrelanger Erfahrung schlichte Wandersitten herausgearbeitet hat, die für die Jugendpflege vorbildlich geworden sind. Wir freuen uns dieser Bewegung vor allem, weil wir in ihren tüchtigsten Vertretern ein gut Teil von jenem Willen zu Gesundheit und Kraft, zu sittlicher Reinheit und einfacher Lebensweise, zu Frohsinn, schlichter Vaterlandstreue und menschlicher Brauchbarkeit entwickelt sehen, zu dem die Schützlinge der Jugendpflegevereine heranreifen sollen. Daß man etwa seit dem Frühjahr 1914 in den Reihen mancher Freideutschen, etwa der Wandervögel, religiösen Sinn an den Tag legt, ja bei festlichen Gelegenheiten auf die Beobachtung kirchlicher Formen hält, wird vielen Jugendpflegern besonders sympathisch sein. In Zukunft sollten viel mehr noch, als das bisher geschehen ist, verbindende Fäden zwischen der Freideutschen Jugendbewegung im weitesten Sinne und der deutschen Jugendpflege gezogen werden. Von da sollen Hilfsvölker zu uns herüberkommen, und es soll keine scharfe Grenze sein zwischen Volksschulentlassenen und „höheren" Schülern. Man wünscht sich vielfach in jenen Reihen die Mitarbeit in der Jugendpflege. In dem dankbaren Bewußtsein, eine glücklichere Jugend genossen zu haben, fühlt man sich den weniger beglückten Brüdern und Schwestern verpflichtet. Als Führer für Wanderungen stellt man sich gelegentlich schon einem Jugendverein, einem Volksschulrektor zur Verfügung. Die Jugendpflege ihrerseits wird wünschen, daß solche brauchbaren Helfer sich im einzelnen Fall einem bestimmten, nach eigener Neigung gewählten Verein für längere Zeit als Mitarbeiter anschließen und sich dort in die Praxis einarbeiten. Eine ergänzende theoretische Fortbildung mag gelegentlich folgen.

Auf dem Meißner kam im Oktober eine Schar von Jugendbünden zusammen, von Wanderern und Lebensreformern vor allem, die gemeinsam das Gedächtnis der Deutschen Erhebung auf ihre Weise feiern und zugleich Heerschau halten wollten über die Scharen der Gesinnungsgenossen[1]). Unter flammenden Reden auch reifer Männer und heftigem Wortwechsel einigte man sich auf die Formel, daß die Freideutsche „Jugend aus eigener Bestimmung, vor eigener Verantwortung, mit innerer Wahrhaftigkeit ihr Leben gestalten wolle; für diese innere Freiheit tritt sie unter allen Umständen geschlossen ein[2])". Ein unfruchtbares, vielfach höchst unerfreuliches Ringen um das Programm der Programmlosigkeit, wie man es wohl genannt hat, folgte. Ein Ringen auch um Unabhängigkeit von Persönlichkeiten und Kreisen, die die Freideutsche Jugend sich und ihren Zwecken gewinnen wollten. Die Abwehr mancher Angriffe und Verdächtigungen kam hinzu. Das kann in ziemlich zahlreichen Dokumenten nachgelesen

---

[1]) Vgl. die zwei Stimmungsberichte im „Ratgeber für Jugendvereinigungen" von **Gotthard Erich** (**Müller**) und **Arno Koselleck**, VII. Jahrgang, Berlin 1913, S. 358 u. S. 361.

[2]) Vgl. den Bericht „Freideutscher Jugendtag 1913". Hamburg 1913, Adolf Saal.

werden. Der Krieg machte vielen dieser Auseinandersetzungen ein Ende. Heute strebt die Freideutsche Jugend nach organisatorischer Befestigung ihrer äußeren Formen, sie strebt aber auch danach, in kleineren Gruppen wenigstens, sich bestimmte praktische Aufgaben zu stellen, die zum Teil an den Gedanken, sich auf dem Lande anzusiedeln, anknüpfen [1]). Auch ihr muß der Friedensschluß das frische Leben zurückgeben. Ihre Zukunft dürfte davon abhängen, inwieweit es den Ihren gelingt, sich zu einer Weltanschauungsgemeinschaft zu entwickeln, inwieweit der einzelne Freideutsche von solcher Basis aus sein Leben zu formen und es dem Gesamtleben der Nation einzuordnen weiß.

Deutlich erkennbar sind Strömungen dieser Art heute unter den älteren Wandervögeln, von denen viele sich der Freideutschen Jugend zurechnen. Die neueste Erscheinung auf dieser Linie der Entwicklung ist der Bund der Landgemeinden, in dem sich ehemalige Wandervögel als Gesinnungsgenossen zusammenschließen wollen. Damit soll zugleich vermieden werden, daß Bestrebungen Reiferer vorzeitig in die Reihen der eigentlichen Wandervögel hineingetragen werden. Solche Organisationsformen würden die „ewigen Wandervögel“ aufsaugen. Im Krieg hat sich der Wandervogel verjüngt. Er ist wieder geworden, was er ursprünglich war, eine Vereinigung der Jugend unserer höheren Schulen, eine Durchgangsorganisation, wie es alle echten Jugendvereine sein sollen. Im Krieg auch hat er unter den Schlagworten des Wanderunfugs, der Wanderflegel, manche Mißdeutungen und Anfeindungen erdulden und zurückweisen müssen. Heute wird man sagen dürfen, daß der von vielen Stellen aufgenommene Kampf gegen die wilden Wanderhorden dem gesunden Jugendwandern manche Förderung eintragen wird, und schon eingetragen hat. Alle Organisationen, die um gute Wandersitten unter der Jugend besorgt sind, und dazu gehören natürlich auch die Wandervögel, prägen diese mindestens ihren Führern ein, kümmern sich um deren Schulung, versehen sie häufig, die Wandervögel immer, mit einem Ausweis. Damit übernimmt die Organisation weitgehend die Verantwortung für das Betragen ihrer Mitglieder. Das kann nicht ohne heilsame Wirkung bleiben. In den Organen der drei großen Wandervogelbünde, des Wandervogels E. V. (Julius Zwißlers Verlag, Wolfenbüttel), des Alt-Wandervogels (Göttingen) und des Jungwandervogels (Erfurt) [2]) ist man so ehrlich — das beweisen verschiedene Erörte-

[1]) Wer die Bewegung verfolgen will, muß die Monatsschrift „Freideutsche Jugend“, Hamburg, Adolf Saal, lesen. Berichte über ihre bisherige Entwicklung finden sich in Heft 5, 1915, und Heft 6—9, 1916.

[2]) Die drei Zeitschriften und die vielen Gaublätter bieten zugleich das beste Material zu der neueren Entwicklung der Wandervogelbewegung.

rungen während der letzten Monate — die Übeltäter, die das Wanderwesen in Mißachtung brachten, nicht ausschließlich bei den „Wilden" zu suchen. Es wird z. B. geraten, das gemeinsame Wandern von Jungen und Mädchen einstweilen zu unterlassen (der Jungwandervogel lehnt es gänzlich ab), man warnt vor Überanstrengung der Kleinen, denn auch diese wird den jugendlichen Wanderern zur Last gelegt usf. Es liegt in der Natur der Sache, daß große Vereinigungen, die sich über ganz Deutschland erstrecken, es nicht den einzelnen Horden überlassen können, still für sich diesen oder jenen schönen Brauch zu üben und nach der übrigen Welt nicht zu fragen. Für so große Scharen muß man feste Ordnungen haben. Das sollten die bedenken, die schon den letzten Schimmer von Wandervogelromantik in philisterhafter Wohlanständigkeit verglimmen sehen. Das muß durchaus nicht das Ende sein. Andererseits vertragen sich Philistertum und schlechte Sitten oft recht gut.

Als ein Höhepunkt der Wandervogelbewegung wird jedem, der daran teilgenommen, der große Bundestag in Frankfurt a. O., Ostern 1914, im Gedächtnis sein. Wer ähnliche Veranstaltungen noch nicht gesehen hatte, dem kam es beglückend und überraschend zugleich zum Bewußtsein, daß neben dem öden und gemeinen Emporkömmlingstum, das sich überall im modernen Deutschland aufdrängt, neben dem faden Ästhetentum frühalter Jünglinge, eine frische Jugend herangewachsen war, die alle natürlichen Reize besaß, die dieses Wort umschließt. Und die frohe Schar war gar nicht klein, die in bunter Tracht mit wehenden Bannern durch die märkische Stadt zog, die am Osterabend in der Kirche sang und den nächsten Tag mit Spiel und Gesang nicht allein, sondern auch mit gesundem Wettkampf zubrachte. Diese Ostertage zeigten, daß der Wandervogel seine Zeit weichen Naturschwärmens kraftvoll überwunden hatte. Wenige Monate später konnte er das ganz anders noch durch die Tat beweisen. Mit freudiger Hingabe schlossen sich Wandervögel in großer Zahl den Kriegsfreiwilligen an, und sehr viele haben ihren Opferwillen auch im Tod für das Vaterland bewiesen.

Ein Mittelding zwischen Jugendpflegeverein und Vorschule für den Verband der Erwachsenen, in etwa ähnlichem Sinn, wie die Jugendgruppen mancher Frauenvereine als Vorschulen der Frauenbewegung gelten können, dürften die Jugendabteilungen werden, die jetzt der Vaterländische Frauenverein ins Leben rufen will[1]).

[1]) Vgl. den Aufruf im „Roten Kreuz", XXXIV. Jahrgang, Berlin 1916, Nr. 14, S. 479 ff., auszugsweise abgedruckt im Augustheft des „Ratgebers für Jugendvereinigungen", X. Jahrgang, Berlin 1916, S. 122.

Kriegsarbeit der Jugendpflege und Jugendpflege während des Krieges.

Von der Schädigung mancher Jugendvereine durch den Krieg war schon mehrfach die Rede. Dennoch sind nur wenige geschlossen worden, weil alle oder viele Mitglieder zu den Fahnen gerufen wurden. Einer späteren Betrachtung muß es vorbehalten bleiben, darüber zu entscheiden, ob unsere Jugendvereinsmitglieder rein menschlich wie militärisch da draußen Besseres zu leisten vermochten als ihre Kameraden, ob auch hier die Jugendpflege als solche Erfolge verzeichnen darf, oder ob die besondere Bewährung ihrer Schutzbefohlenen nur ein neuer Beweis dafür ist, daß sie es mit besonders gutem Menschenmaterial zu tun hat.

Die eigentliche Kriegsarbeit in der Jugendpflege erstreckte sich innerhalb der Vereine einerseits auf kleine Hilfeleistungen der Mitglieder, Hilfeleistungen der Art, wie sie überall zu verzeichnen sind, in der Sammlung und Herstellung von Liebesgaben, in der tätigen Unterstützung hilfsbedürftiger Familien, soweit solche Unterstützung im Bereich jugendlicher Kräfte liegt, Unterstützung ferner der öffentlichen Kriegswohlfahrtspflege durch Botendienste und dergleichen mehr. Kriegsarbeit auch leistete die Jugendpflege, indem sie ihre Organisationen in den Dienst öffentlicher Aufgaben stellte, so den der Aufklärung breiter Volksschichten über die Notwendigkeit veränderter und sparsamer Führung der Hauswirtschaft. Unendlich viele Vorträge sind zu diesem Zweck in Jugendvereinen gehalten worden. Koch- und Einmachkurse veranstalteten die Mädchenvereine. Die Mitarbeit im Gemüsebau liegt in der gleichen Linie. Vaterländische Abende, in großen Gemeinschaften und in kleinen veranstaltet, haben den Zweck, den Jugendlichen immer wieder das Erlebnis der großen Zeit zu vermitteln. Von allen diesen Dingen haben die Fachzeitschriften und die Jahresberichte der verschiedenen Organisationen Einzelheiten in Fülle mitgeteilt. Anleitungen und Hilfsmittel für die Veranstaltung vaterländischer Abende sind reichlich vorhanden. Aber hinausgehend über diese Leistungen im Kreise ihrer eigenen Mitglieder haben eine Reihe großer Organisationen sich auch in den Dienst von Aufgaben gestellt, die unmittelbar aus dem Kriege hervorwuchsen, sich um Pflegebedürftige gekümmert, die keineswegs ihren Mitgliedern zugehörten. So haben die evangelischen und katholischen Jünglingsvereine die Errichtung von Soldatenheimen unmittelbar hinter der Front auf sich genommen[1]), der Evangelische Verband zur Pflege der

[1]) Vgl. z. B. „Ein Gang durch die Soldatenheime in Belgien und Frankreich“. Aus der Kriegsarbeit der Nationalvereinigung der evangelischen Jünglingsbündnisse Deutschlands. Barmen-U., Selbstverlag. Weiteres Material in der „Rundschau“,

weiblichen Jugend Deutschlands hat in Verbindung mit dem Roten Kreuz in der Fürsorge für geflüchtete ostpreußische Mädchen, neuerdings für vertriebene Auslandsdeutsche, Erhebliches geleistet[1]). In einer Reihe von Heimen sind die Mädchen, die teils von ihrer Familie getrennt, teils aus anderen Gründen nicht in geeigneter Weise untergebracht waren, beherbergt und durch praktischen Unterricht in Hauswirtschaft und weiblichen Handarbeiten angemessen beschäftigt worden[2]).

Eine große Gruppe anderer Aufgaben erwuchs der Jugendpflege aus den Veränderungen, die die Kriegswirtschaft in den Beschäftigungs- und Einkommensverhältnissen der Jugendlichen hervorrief. Der in seiner Geschwindigkeit fast phantastische Umschwung von Arbeitslosigkeit zu Hochkonjunktur der Kriegswirtschaft hat, vor allem soweit es sich um die männliche Jugend handelt, manchen Wechsel unserer Maßnahmen bestimmt. Die Dinge verliefen etwa so: In dem ersten lähmenden Schrecken bei Kriegsausbruch sah die gesamte Wohlfahrtspflege das Gespenst einer gewaltigen Arbeitslosigkeit vor sich. Entlassungen jugendlicher Arbeiter und Angestellten beiderlei Geschlechts, Entlassungen der Lehrlinge aus dem Lehrverhältnis waren in der Tat an der Tagesordnung. Aber die Mitglieder der Jugendvereine fanden sehr bald wieder Arbeit. Ein Beweis für ihre Qualität. Andere breitere Scharen junger Burschen und Mädchen blieben zunächst arbeitslos und damit unterstützungsbedürftig. Manche Mädchen, die in der Textilindustrie beschäftigt waren, kamen später durch den Mangel an Rohstoffen wieder in diese Lage. In mehreren deutschen Städten hat man damals mit Glück den Gedanken durchgeführt, Jugendlichen nur dann Unterstützung zu gewähren, wenn sie sich gleichzeitig einer Art von obligatorischer Jugendpflege unterwarfen, wenn sie an gewissen Unterrichtsstunden und körperlichen Übungen teilnahmen. Solche Maßnahmen traf man da, wo bei der Einrichtung der Kriegswohlfahrtspflege

---

Organ der Nationalvereinigung der evangelischen Jünglingsbündnisse Deutschlands, ebenda. Eine Übersicht über die Soldatenheimarbeit des Ostdeutschen Jünglingsbundes gibt dessen Kriegsjahrbuch 1916 „Draußen-Daheim", Berlin C 54, Selbstverlag, ferner das Nachrichtenblatt „Soldatenfreund" der ihm angeschlossenen Vereinigung „Soldatenfürsorge". — Ferner „Unsere Soldatenheime in Feindesland", „Der Jugendverein" Düsseldorf, Generalsekretariat der katholischen Jünglingsvereinigungen Deutschlands, VI. Jahrgang, Heft 5.

[1]) Vgl. die Berichte in der „Fürsorge", Organ des Evangelischen Verbandes zur Pflege der weiblichen Jugend Deutschlands. Berlin-Dahlem, Friedbergstraße 25—27, XXIV. Jahrgang, S. 5, 73, 141, 267, 289 u. 313; XXV. Jahrgang, S. 29 u. 133.

[2]) Vgl. „Ratgeber", VIII. Jahrgang, Berlin 1914, S. 153; IX. Jahrgang, Berlin 1915, S. 35.

Persönlichkeiten mitwirkten, die zuvor in der Jugendpflege tätig gewesen waren. Für sie war es selbstverständlich, daß man jungen Menschen nicht freien Unterhalt oder gar Barmittel zu eigener Verfügung gewähren dürfe, ohne zugleich für eine nützliche Anwendung der unfreiwilligen Muße zu sorgen[1]). Am frühesten und wohl am umfassendsten wurde dieser Gedanke in Hamburg praktisch durchgeführt. Dort hielt man lange und über die Zeit der größten wirtschaftlichen Not hinaus an dem System fest, denn Hamburg hat noch keine Fortbildungsschule. Deshalb ist dort das Bedürfnis nach Unterricht unter den Heranwachsenden besonders groß.

Der Gedanke, daß die Verluste an qualifizierten Arbeitskräften auf dem Schlachtfeld uns um unserer wirtschaftlichen Machtstellung willen dazu verpflichten sollten, den entlassenen Lehrlingen auch außerhalb der Werkstatt ihres Meisters, etwa in besonderen, von den Gewerbeförderungsanstalten einzurichtenden Unterrichtskursen, eine ordnungsmäßige Ausbildung zu sichern, ja womöglich mehr junge Leute als bisher gewerblich auszubilden, erwies sich als undurchführbar[2]).

Die gewaltigen Anforderungen der Kriegsindustrie, die ihren unmittelbaren und rücksichtslos wirkenden Ausdruck in der außerordentlichen Lohnsteigerung auch für jugendliche Arbeiter fanden, ließen es zu praktisch irgendwie bemerkenswerten Versuchen nicht kommen. Andererseits aber trugen die hohen Löhne, die besonders genußreiche Freistunden, womöglich Tage unkontrollierten Feierns gestatteten, dazu bei, die sozialpädagogische Seite des Problems auf ein anderes Feld zu verschieben und in besonders helles Licht zu setzen. Plötzlich — nur leider um ein Jahr später als besorgte Jugendpfleger, deren Warnungen und Vorschläge als utopisch belächelt worden waren — nahmen Öffentlichkeit und Tagespresse diese Dinge aufs Korn, und nun war, vielfach wohl sehr übertrieben — jedenfalls soweit der Krieg erst die Ursache sein sollte — von „Verwilderung“, ja „Verwahr-

---

[1]) Die Durchführung der erwähnten Maßnahmen ist mehrfach ausführlich beschrieben und ihre sozialpädagogische Bedeutung erläutert worden. Vgl. Hertha Siemering, „Nutzet die Kriegszeit für unsere Jugend!“, „Ratgeber für Jugendvereinigungen“, VIII. Jahrgang, Berlin 1914, S. 142ff. u. S. 167ff. Dieselbe: „Das Problem einer zweckmäßigen Beschäftigung der Jugend während der Kriegszeit“, „Zeitschrift für Kinderschutz und Jugendfürsorge“, VII. Jahrgang, Wien 1915, Heft 6. Über die Hamburger Arbeit im besonderen berichten zwei Vorträge von Pastor Kießling und Emma Ender in „Hamburgische Jugendpflege in und nach dem Kriege“. Heft 5 des „Archivs der Hamburgischen Gesellschaft für Wohltätigkeit, e. V.“, Hamburg, ABC-Straße 37.

[2]) Vgl. Hertha Siemering, „Zweckmäßige Beschäftigung und berufliche Ausbildung der Jugend während der Kriegszeit“, „Soziale Praxis“, XXIV. Jahrgang, Leipzig 1915, S. 361.

losung" der Jugend überall die Rede. Und „Pädagogen", die sich gemeinhin nicht allzuviel Sorgen um unsere Heranwachsenden machen, riefen jetzt pathetisch nach Polizei- und Militärgewalt. Die ziemlich gleichzeitig, teils wohl sogar im Anschluß an diese Erörterungen, ihrer Mehrzahl nach im Winter 1915/16 erschienenen Erlasse der stellvertretenden Generalkommandos usw., die Rauch- und Alkoholverbote für Jugendliche, Verbot des Wirtshausbesuches, Jugendpolizeistunde, endlich den Sparzwang im Gefolge hatten, dürften ebenso wie diese Maßnahmen selbst in den Kreisen der Berufsvormünder hinreichend bekannt sein[1]). Ein abschließendes Urteil über die Wirkungen des Sparzwanges, gegen den übrigens die Gewerkschaften lebhaft agitiert haben, läßt sich noch nicht fällen, weil die Erfahrungen bisher zu gering sind[2]).

Bemerkenswert ist, daß trotz der mancherlei Anfeindungen, denen diese Maßregeln begegnet sind, doch einzelne Persönlichkeiten in der Wohlfahrtspflege, allerdings solche, die der praktischen Armenpflege näher stehen als der Jugenpflege, erwägen, ob man nicht einen Teil davon in den Frieden mit hinübernehmen sollte. Bei dem Armenpfleger, der in der Fürsorge für die wirtschaftlich schwachen Elemente der Gesellschaft ständig mit der Einsichtslosigkeit ringt, sind solche Wünsche verständlich. Ihre Erfüllung erreicht aber noch nicht die Sphäre eigentlicher Jugendpflege. Sie läge in einem tieferen Gebiet, das neuerdings ganz treffend als moralischer Jugendschutz bezeichnet wird. Darüber mag sich reden lassen. Aufs schärfste aber ist die Auffassung zurückzuweisen, daß durch solche strengen Maßregeln für die Dauer eine ebenso einfache wie zweckmäßige Grundlage der Jugendpflege zu schaffen sei. Das ist ein Irrtum. Alle Jugendpflege muß positive Erziehungsarbeit sein.

Unter den pflegerischen Einrichtungen der Kriegszeit, die den jungen Mädchen gelten, sind die sog. Kriegstagesheime für die künftige Gestaltung unserer Arbeit allgemein methodisch bedeutsam geworden. In diesen Heimen — so in Mannheim, Frankfurt a. M., München, um nur die ersten zu nennen — sammelte man die schulentlassenen Mädchen, die im üblichen Sinne arbeitslos waren, aber auch solche, die wegen der in den spezifisch weiblichen Berufen beschränkten Beschäftigungsmöglichkeit von den Eltern einem Beruf oder einer Berufsausbildung einstweilen nicht zugeführt werden.

[1]) Auch der „Ratgeber für Jugendvereinigungen" hat in der genannten Zeit darüber berichtet. Weiteres Material besitzt die Zentralstelle für Volkswohlfahrt in großer Menge.

[2]) Vgl. über diese „Ratgeber für Jugendvereinigungen", X. Jahrgang, Berlin 1916, S. 75 u. S. 107, ferner „Zentralblatt für Vormundschaftswesen, Jugendgerichte und Fürsorgeerziehung", VIII. Jahrgang, Berlin 1916, S. 50.

In den Kriegstagesheimen, die in der Regel mit der örtlichen Kriegswohlfahrtspflege einerseits, mit dem Arbeitsnachweis andererseits in Zusammenhang stehen, wurden oder werden die Mädchen hauswirtschaftlich unterwiesen, häufiger — weil das mit bescheidenen Mitteln leichter zu machen ist — in verschiedenen Fächern, wie Deutsch, Geschichte, Bürgerkunde, Rechnen u. dgl. unterrichtet. Gesang, Turnen und Anleitung zu weiblichen Handarbeiten wechseln mit diesem Unterricht[1]). Meist ist es möglich, die Mädchen nach einiger Zeit aus diesen kleinen Sammelbecken in den regelmäßigen Strom des Arbeitslebens überzuleiten, und man darf behaupten, daß hier manches geschieht, um junge Menschen zu brauchbaren Gliedern der Gesellschaft zu machen, umsomehr als es sich herausgestellt hat, daß bei Besserung des Arbeitsmarktes nur das minderwertige Menschenmaterial, junge Mädchen vielfach, die geistig oder körperlich noch nicht ihrem Alter entsprechend entwickelt sind, in den Tagesheimen zurückbleibt und sich oft in ihnen kräftigt. Man kann also auch sagen, daß die Heime einem Bedürfnis begegnen, das durch die üblichen Einrichtungen der Jugendpflege nicht befriedigt wird. Auch in den Tagesheimen sucht man die Kriegszeit für die Entwicklung der jungen Mädchen in besonderer, für sie selbst wie mittelbar für die Allgemeinheit bedeutsamer Weise zu nutzen. Denn solche Bedeutung kann man der hauswirtschaftlichen Unterweisung der sonst oder später gewerblich tätigen Mädchen beimessen, ebenso wie dem freundlichen Eingehen auf ihre persönlichen Anlagen und Angelegenheiten, während später das Arbeitsleben wieder seine gleichmäßige straffe Zucht ausübt.

Im allgemeinen hat man mit den geschilderten Formen der Kriegsjugendpflege, auch mit den Veranstaltungen, die den arbeitslosen Burschen bestimmt waren, vielfach zum erstenmal Jugendliche erfaßt, die ihrer sozialen Natur, ihrer gesellschaftlichen Veranlagung nach — so etwa mag man ziemlich unbestimmt all das umschreiben, was sie den sonstigen Einrichtungen der Jugendpflege fernbleiben läßt — mit der Jugendarbeit von selbst niemals in Berührung gekommen wären. Es hat sich gezeigt, daß eine gewisse äußere Nötigung unter bestimmten Voraussetzungen ganz zweckmäßig ist, um die Erzieherarbeit an den Heranwachsenden über den Kreis der Jugendvereinsmitglieder auszudehnen. Es hat sich ferner gezeigt, daß der fest geordnete Unterricht die geeignete Grundform für solche „obligatorische"

[1]) Vgl. außer den soeben erwähnten Aufsätzen auch die im „Ratgeber für Jugendvereinigungen" erschienenen Berichte über einzelne Kriegstagesheime: IX. Jahrg., S. 11ff. (München), S. 58 (Mannheim). Weiteres reichhaltiges Material im Archiv der Zentralstelle für Volkswohlfahrt. Sehr hübsch schildert die pädagogische Kleinarbeit im Mannheimer Kriegstagesheim Marie Bernays in „Töchter des Volkes", „Die Frau." Berlin 1915, S. 519ff.

Erzieherarbeit ist. Diese zwei Erfahrungen sind für die Zukunft unserer Jugendpflege sehr lehrreich.

Nichts hat die deutsche Jugendpflege während des Krieges so sehr bewegt wie die militärische Vorbereitung der Jugend. Nichts hat so weitgehend und so von Grund auf das Bild bestimmt, das man sich von ihrer Zukunft macht, wie diese Neuerung oder besser, wie die Erörterungen, die sie hervorrief. Es ist bekannt, daß die Jugendkompanien gleich nach Kriegsausbruch durch einen Erlaß der preußischen Herren Kriegsminister, Kultusminister und Minister des Innern vom 16. August 1914 ins Leben gerufen wurden[1]). Ähnliche Erlasse folgten im übrigen Reiche. In den preußischen Provinzen setzten sich die stellvertretenden Generalkommandos wegen der Aufstellung und Ausbildung der Jugendkompanien mit den staatlichen Organen der Jugendpflege, den lokalen Ausschüssen, in Verbindung. Nur für Groß-Berlin und die Provinz Brandenburg wurde im „Generalkommissariat für die militärische Vorbereitung der Jugend" eine eigene Militärbehörde geschaffen. In Sachsen z. B. übertrug man auch die militärische Vorbereitung dem Landesausschuß für Jugendpflege. Aus den ersten Monaten liegen über die ergriffenen Maßnahmen aller Art zahlreiche Berichte vor, ebenso umfangreich ist das Material über die geleistete Werbearbeit. Um die 16 und mehr Jahre alte Jugend für die Kompanien zu gewinnen, wandte man sich an Jugendvereine, an Fortbildungsschulen und höhere Schulen, endlich durch ihre Interessenvertretungen an Lehrherren und Arbeitgeber. Die Kompanien wurden teils unter Berücksichtigung des Wohnortes der Jungmannen lokal, etwa nach Stadtbezirken, zusammengestellt, teils nach Schulen, Vereinen usw. In manchen Städten und Landesteilen ließ der Zustrom zu den Kompanien bald recht zu wünschen übrig, und, was noch peinlicher empfunden werden mußte, fast überall blieben viele der scheinbar gewonnenen jungen Leute nach kurzer Zeit wieder fort, wodurch die Kompanien erheblich zusammenschrumpften. Das wurde auch nicht besser, als man den Kompanien bunte Mützen, Musikinstrumente u. dgl. gab, ja einzelnen Jungmannen sogar ganze Uniformen schenkte, ferner Kom-

[1]) Dieser Erlaß, wie alle folgenden, die auf die militärische Vorbereitung der Jugend Bezug nehmen, sind im „Ratgeber für Jugendvereinigungen" abgedruckt. In einer ständigen Rubrik „Einzelheiten von der militärischen Jugendvorbereitung" ist laufend über die Entwicklung dieses Zweiges der Jugenderziehung berichtet. Ein erheblicher Teil der Erörterungen über den Gegenstand hat in zahlreichen Aufsätzen aus verschiedenen Federn im „Ratgeber" eine Stätte gefunden. Es würde hier zu weit führen, sie im einzelnen aufzuzählen. Die Organe der großen Jugendpflegeverbände haben, jedes von seinem Standpunkt aus, sich gleichfalls eifrig und eingehend mit der Angelegenheit befaßt.

paniefeste veranstaltete, die ihrem Zuschnitt nach bisweilen den Anforderungen nicht entsprachen, die man vom Standpunkt der Jugendpflege aus berechtigterweise stellt. Einen einigermaßen standhaften Kern bildeten in den Kompanien häufig die Burschen, die sonst Jugendvereinen angehörten und von deren Leitern zu regelmäßiger Teilnahme an den Übungen angehalten wurden. Gewiß war es nicht ohne Einfluß, daß die jungen Leute bald an Stelle der eingezogenen Männer überreichlich Beschäftigung fanden. Aber wichtiger für die Entwicklung der Dinge war der Umstand, daß man versucht hatte, einen Bau, der nach allem, was von militärischer Seite über seine Natur verlautet, ein Glied unserer Landesverteidigung sein und werden soll, auf den unsicheren Boden der freiwilligen Beteiligung zu stellen. Die Frage des Zwanges beherrscht denn auch besonders die ersten Stadien der Diskussion über Gegenwart und Zukunft der militärischen Vorbereitung der Jugend. Gelegentlich griff man schon während des mobilen Zustandes zum Zwang: Auf Grund einiger landesgerichtlicher Entscheidungen sind die Übungen der Jugendkompanien als Teil des Fortbildungsschulunterrichts anzusehen und damit für die fortbildungsschulpflichtige Jugend verbindlich. An den Erörterungen über die militärische Vorbereitung der Jugend beteiligte sich sehr lebhaft die Tagespresse, und in ihren Spalten haben sich die Stimmen Nichtsachverständiger sehr viel lauter bemerkbar gemacht als die der Sachverständigen. Diese haben sich leider fast ausschließlich in der Fachpresse vernehmen lassen, die indessen der breiten Öffentlichkeit nicht zu Gesicht kommt. In der Tagespresse rief man bald allgemein nach Zwang, nicht allein für die militärische Vorbereitung, sondern für die gesamte Jugendpflege, der man die militärische Vorbereitung ohne weiteres gleichsetzte. In Unkenntnis des Jugendvereinswesens, seiner Leistungen wie seiner Entwicklung folgerte man sehr einfach, daß durch Einführung des Beteiligungszwanges der gesamten Jugendpflege, die, da sie nicht alle Jugendlichen erreiche, doch offenbar „versagt" habe, mit einem Schlage zu gehöriger Wirksamkeit verholfen werden würde. Übrigens ging man auch inhaltlich oft weit über die Forderungen der Heeresverwaltung hinaus, indem man z. B. für alle Deutschen männlichen Geschlechts eine obligatorische militärische Schulung und Übung von der Kindheit bis an die Grenze des wehrfähigen Alters verlangte. Die Tatsache, daß Turner, Jünglingsvereine usw. gelegentlich ihre eigenen Kompanien aufstellten, rief ferner Angriffe auf eine vermeintliche „Zersplitterung der Jugend" hervor, die man als unsozial, als nicht national, ja als dem Prinzip des alle gleichmachenden Schützengrabens widersprechend nicht ohne Pathos anfocht. Die Ursachen der Vielgestaltigkeit unserer Jugendvereine sind an anderer Stelle hinreichend beleuchtet. Es ist deshalb überflüssig, hier nochmals auf diese Dinge einzugehen und damit solche Angriffe zurückzuweisen. Ihren nationalen Sinn haben selbstverständlich die Jugendvereine bei der Aufstellung der Kompanien an den Tag gelegt. Um diese an ihrem Teil zu ermöglichen, haben sie manche Störung ihrer eigenen Arbeit ertragen. Übrigens konnte man auch in der Diskussion der militärischen Vorbereitung eine Erscheinung beobachten, die sich ähnlich während des Krieges auf manchen Gebieten unseres öffentlichen Lebens wiederholte. Die ungebundensten Individualisten von ehedem waren so sehr überrascht schon von der glatten Abwicklung unserer Mobilmachung, daß sie das Heil der Zukunft allein in der möglichst rückhaltlosen Unterordnung aller Lebensverhältnisse unter militärische Kommandogewalt erblicken.

Alles dies aber blieb ohne Einfluß auf den Gang der weiteren Entwicklung, d. h. vor allem auf die Verständigung zwischen der Militärverwaltung und den großen Jugendpflegeverbänden. In der fachmännischen Diskussion, soweit sie sich mit der Zukunft der militärischen Vorbereitung beschäftigt, lassen sich folgende Hauptströmungen unterscheiden: In den Kreisen der Turnerschaft, des Wandervogels, auch des Jungdeutschlandbundes hat man die Frage gestellt, ob es denn wirklich im Interesse der Heeresverwaltung liegen könne, künftig eine besondere militärische Schulung der Knaben und noch nicht dienstpflichtigen Jünglinge vorzunehmen, da doch die allgemeine Ausbildung des Körpers, wie sie diese Verbände den Ihren geben, zweifellos die Ausbildung in Kaserne und Exerzierplatz vortrefflich vorbereite und damit der allgemeinen Kriegstüchtigkeit der Nation besser diene als vorzeitige fachmilitärische Übungen, die ihrer Natur nach niemals so frisch und fröhlich, so dem Geist der Jugend gemäß sein können wie Turnen und Wandern, wie Spielen und mancher Sport[1]). Es mag eingeschaltet sein, daß die Heeresverwaltung etwa in den „Erläuterungen und Ergänzungen" zu den „Richtlinien für die militärische Vorbildung der älteren Jahrgänge der Jugendabteilungen während des Kriegszustandes" (Kriegsministerium Nr. 869/8. 14. C 1)[2]) ebenso in den Vorträgen von Major Karwiese und Hauptmann Nitschmann gelegentlich eines Belehrungskursus im März 1916[3]) dies sachlich durchaus aner-

---

[1]) Vgl. den Aufsatz von Fritz Eckardt, „Kriegsergebnisse", und vor allem in der anschließenden Erörterung die weitblickenden und überzeugenden Ausführungen E. Neuendorffs' (Vorsitzender des Wandervogel E. V.) in der „Monatsschrift für das Turnwesen", XXXIV. Jahrg., Berlin 1915, Weidmannsche Buchhandlung, S. 102ff. und S. 164ff.

[2]) Berlin SW 68, E. S. Mittler & Sohn.

[3]) „Militärische Vorbildung der älteren Jahrgänge der Jugendabteilungen während des Kriegszustandes." Belehrungskursus (23. bis 25. März 1916). Vorträge. Herausgegeben vom Kriegsministerium. Berlin 1916. Verlagsbuchhandlung

kannt hat. Aber so trefflich die Leistungen der genannten und anderer ihnen verwandter Verbände sind, diese Leistungen bleiben heute auf eine im Vergleich zu der Gesamtheit kleine Zahl von Jugendlichen beschränkt. Es würde also darauf ankommen, eine Form zu finden, um das, was die Turner usw. treiben, für die gesamte Jugend verbindlich zu machen. Die Jugendpfleger aus dem konfessionellen Lager erklären in ihrer Mehrheit, daß sie zwar die militärische Notwendigkeit einer besonderen, alle Jugendlichen umfassenden „Heeresvorschule" nicht beurteilen könnten, daß es aber, sofern diese Notwendigkeit durch Erfahrungen des Krieges für gegeben erachtet werden müsse, ohne Zwang nicht gehen könne.

Über die Durchführung einer pflichtmäßigen militärischen Vorbereitung gehen die Meinungen erheblich auseinander. Dazu äußern sich gleichfalls die konfessionellen Organisationen, die Turn-, Wander- und Sportvereine, äußern sich Fortbildungsschule und höhere Schule[1]). Die einen wünschen die militärische Vorbereitung der Jugendpflege von heute etwa in der Weise anzugliedern, daß die einzelnen Vereine die körperliche Ausbildung in bestimmter, von militärischer Seite vorzuschreibender Weise übernehmen. Die Voraussetzung dafür wäre, daß die gesamte männliche Jugend von einem gewissen Alter an, entweder genötigt wird, sich einem von wenigen dafür bestimmten Vereinen anzuschließen, was zu einer Privilegierung etwa der Turn- und Sportvereine führen würde[2]), oder daß sie zwar frei unter einer größeren Zahl von Vereinen wählen kann, einen aber unter allen

---

W. Greve. Vgl. auch die Besprechungen im „Ratgeber", X. Jahrg. 1916, Heft 6, S. 96. Die Zahl der Leitfäden u. dgl. für die Durchführung der militärischen Vorbereitung ist so groß, daß sie an dieser Stelle nicht nach Titeln und Verfassern einzeln aufgeführt werden können. Sie sind aber wohl nahezu vollständig im „Ratgeber" angezeigt. Die Besprechungen stammen sämtlich von Fachmännern und geben über die Brauchbarkeit der Bücher Auskunft.

[1]) Vgl. u. a. den Bericht über die VI. Jugendpflegekonferenz der Zentralstelle für Volkswohlfahrt. „Ratgeber", IX. Jahrg. 1915, Heft 11, S. 170 ff.; ebenso den Bericht über die außerordentliche Kriegssitzung von Vorstand, Beirat und Ausschuß des Deutschen Vereins für das Fortbildungsschulwesen, Wittenberg 1915, Herrosé & Ziemsen. Eine gute Übersicht über verschiedene Äußerungen enthält auch die „Jugendführung", I. Jahrg. 1914, Heft 6/7 und 8/9, II. Jahrg. 1915, Heft 1/2; III. Jahrg., Heft 7. Die Stimmen aus den einzelnen Lagern finden sich in den Organen der betreffenden Verbände.

[2]) Vgl. z. B. den Gesetzentwurf des Deutschen Reichsausschusses für olympische Spiele, Berlin NW 40, Hindersinstr. 14. Programmatische Äußerungen liegen außerdem von folgenden Organisationen vor: Bund Deutscher Jugendvereine (Nikolassee b. Berlin, Kirchweg 8); Deutsche Turnerschaft (Stettin, Friedrich-Karl-Str. 33); Zentralausschuß für Volks- und Jugendspiele (Hannover, Villweg 4). Zentralst. f. d. arb. Jug. D. (Berlin SW 68, Lindenstr. 3) und Berliner Lehrerverein (Berlin C 25, Alexanderstr. 41).

Umständen wählen muß[1]). In jedem Fall müßte eine gewisse militärische Kontrolle der anerkannten „Zwangsjugendvereine" die ordnungsmäßige Durchführung der militärischen Übungen gewährleisten. Eine Kontrolle aber verträgt sich mit dem Wesen unserer Jugendvereine ebensowenig wie der Beitrittszwang. Ihre Lebenselemente sind Freundschaft und Freiwilligkeit. Raubt man ihnen die, so muß das Beste dieser Arbeit zugrunde gehen. Das ist in den letzten zwei Jahren von erfahrenen Jugendpflegern wieder und wieder ausgesprochen worden. Sie neigen deshalb überwiegend der Forderung einer rein militärischen Einrichtung zu, die außerhalb der Jugendpflege zu stehen und ihr Arbeitsgebiet scharf gegen diese abzugrenzen hätte. Sache der Grenzregulierung wäre die Festlegung des Übungsprogramms, womöglich im voraus für mehrere Monate. Die Sonntage sollten sämtlich oder doch ihrer Mehrzahl nach der freien Jugendpflege verbleiben, während für die militärischen Übungen ein Wochenvor- oder -nachmittag freizugeben wäre. Damit ist auf der ganzen Linie die Forderung des „freien Spielnachmittags" aufgenommen. Gewünscht wird weiter, das Ausbildungspersonal nicht ausschließlich dem Stand der Unteroffiziere zu entnehmen, sondern die tiefere pädagogische Einsicht des Offizierkorps auch für die Zwecke der militärischen Vorbereitung zu nutzen.

Nach dem, was von den Plänen der Heeresverwaltung bisher in die Öffentlichkeit gedrungen ist, ist mit ziemlicher Sicherheit anzunehmen, daß sie die jungen Leute jedenfalls nicht vor dem Beginn des landsturmpflichtigen Alters einer eigentlich militärischen Schulung unterwerfen will. Die gedachte Grenzregulierung hätte alsdann zwischen „Heeresvorschule" einerseits und den Veranstaltungen für ältere Vereinsmitglieder andererseits[2]) stattzufinden. Diese Schulung würde sich auf eine bestimmte, nicht sehr große Zahl von Übungstagen jährlich beschränken. Die körperliche Ausbildung der Jahrgänge von 14—17 in freier jugendlicher Weise, durchaus dem Geiste der Jugendpflege entsprechend, soll vorläufigem Vernehmen nach den Jugendvereinen, der Fortbildungsschule, der höheren Schule übertragen werden. So könnte vielleicht ein Ausweg aus den eben erörterten Schwierigkeiten gefunden werden. Es bliebe jedem die Wahl zwischen Schule und Jugendverein. Für die Vorschläge der Heeresverwaltung sind wohl Erwägungen finanzieller Natur, auch die Schwierigkeit, das geeignete Aus-

[1]) Vgl. u. a. Graf Moy, „Militärische Jugenderziehung", München 1915, Carl Schnell; auszugsweise abgedruckt im „Ratgeber", IX. Jahrg. 1915, Heft 8, S. 114ff., und Müller-Meiningen, „Brauchen wir ein Reichsjugendwehrgesetz?", Leipzig 1915, B. G. Teubner (angezeigt im „Ratgeber", IX. Jahrg. 1915, Heft 12, S. 196).

[2]) Vgl. das weiter vorn zum „Jungmännerproblem" Gesagte.

bildungspersonal in genügender Zahl bereitzustellen, mitbestimmend gewesen. Die gleichen Schwierigkeiten wie für die Heeresverwaltung bestehen natürlich auch für die anderen genannten Stellen. Von einigen Seiten ist als Gegengabe für die militärische Vorbereitung eine Verkürzung der Dienstzeit gewünscht worden. Dazu hat sich die Heeresverwaltung u. W. bisher nirgend geäußert. Sie dürfte wohl keineswegs beabsichtigt sein. Gelegentliche Anfragen, die Zukunft der militärischen Vorbereitung betreffend, in den Landtagen von Preußen, Bayern nnd Baden[1]) konnten, da es sich um eine Reichsangelegenheit handelt, naturgemäß nicht weit führen.

Sollte ein Gesetzentwurf dem Reichstag vorgelegt werden, so würde die Erörterung aller Einzelfragen wieder aufleben. Vorderhand ist sie für die Jugendpflege gewissermaßen erledigt. Die Meinungen sind geäußert, hin und her beleuchtet und insofern geklärt, als man sich in vielen Punkten einigte, während in anderen die grundsätzlich verschiedenen Ansichten mit ihren Begründungen einander deutlich gegenübergestellt sind.

Für die Jugendpflege selbst sind diese Debatten nicht ohne Nutzen gewesen. Im Widerstreit der Meinungen und in der Verteidigung des bisher von ihr Geleisteten hat sie sich zur Klarheit über die eigene Arbeit durchgerungen. Zum Besten der Erziehung unseres Volkes wird mancher wertvolle Gedanke aus diesen Erörterungen in die Friedenszeit hinübergenommen werden. Vor allem sind die Bedingungen der Jugendvereinsarbeit, aber auch ihre natürlichen Grenzen scharf herausgearbeitet worden. Wir wissen heute ganz genau, daß der Jugendverein nur *eine* Form der Jugendpflege ist, die sich aber keineswegs in gleicher Weise für alle unsere Heranwachsenden eignet. Dieser allgemeine Satz besteht zu Recht, ohne Rücksicht darauf, ob diese Grenzen in der historischen Entwicklung überall schon erreicht wurden oder nicht. Alle neueren Versuche, durch ein Senken des geistigen Niveaus im Vereinsbetrieb, durch ein Nachlassen im festen Gefüge der Vereinssitten, vor allem Versuche, die mit Festen und ähnlichen Veranstaltungen auf Massenerfolge hinarbeiteten, sind gescheitert. Trotz allen Bemühens bleibt die Tatsache bestehen, daß von den rund 7—8 Millionen Jugendlicher beiderlei Geschlechts im pflegebedürftigen Alter, die wir in Deutschland haben, nur ein kleiner Prozentsatz sich freiwillig dem erziehlichen Einfluß eines Jugendvereins unterwirft. Es sind die besseren Elemente, die in den Vereinen sich fortbilden, in ihrem kleinen Kreise staatsbürgerliche Fertigkeiten und Fähigkeiten erwerben und dauernde Freundschaften schließen. Aus den Reihen dieser Tüchtigsten erwachsen die Führer in Werkstatt und Kontor, die Unterführer im gesell-

[1]) Vgl. z. B. „Ratgeber für Jugendvereinigungen", X. Jahrg., Berlin 1916, S. 26ff.

schaftlichen Leben der breiten Volksmassen. Es kann dem Vaterland nur zugute kommen, wenn für diese Naturen die feinere Form der Jugendpflege, der Jugendverein, in voller Freiheit erhalten wird. Dennoch bleibt die Notwendigkeit bestehen, für die größeren Scharen der übrigen Jugend eine Erziehungsform zu finden, die ihnen allen das Mindestmaß pädagogischen Einflusses und körperlicher Ausbildung gewährt, dessen sie gegenüber der für ihre Unreife bedenklichen Freiheit, die Wirtschaft und Recht der modernen Gesellschaft ihnen bisher gedankenlos zugestanden, unter allen Umständen bedürfen. Diesem Mindestmaß an „Jugendpflege" darf sich keiner und keine entziehen. Es muß obligatorisch sein. Die nach der Zahl der Zöglinge so umfassende Aufgabe kann nur von öffentlichen Körperschaften gelöst werden. Nachdem die freie Wohlfahrtspflege in vielfach jahrzehntelanger Arbeit in der Erziehung unserer Heranwachsenden hervorragende Pionierdienste geleistet hat, ist jetzt für sie der Augenblick gekommen, wo sie Staat und Gemeinde dafür gewinnen muß, unter weitgehender Nutzung ihrer Erfahrungen in anderer Form das im großen für das ganze Volk zu tun, was sie an einem kleinen und bevorzugten Teil bisher geübt hat. Sie behält sich vor, den Mädchen und jungen Burschen, die für sich ein Mehr der Erziehung wünschen, als die auf ein Durchschnittsmaß von Begabung und auf eine gewisse Neutralität der Anschauung eingestellten Leistungen öffentlicher Körperschaften zu gewähren vermögen, ihre Jugendvereine wie bisher zu erhalten. Denn — und damit rechtfertigt sich die Mannigfaltigkeit der Formen unserer Jugendvereinsarbeit — für die verschiedenen durch die gemeinsame Weltanschauung ihrer Glieder verbundenen Gesellschaftsgruppen gibt es immer und überall eine Sphäre, deren Bedürfnisse Staat und Gemeinde nicht befriedigen können. Ihrer öffentlichen Natur wegen müssen sie gleichmäßig den Wünschen aller gerecht werden. Öffentliche Erziehungsanstalten können die Aufgabe der ethischen Einwirkung nur durch einen Kompromiß lösen. Alle feinere und bestimmtere Arbeit auf diesem Gebiete muß anderen Stellen vorbehalten bleiben: in der Jugendpflege den freien Vereinen[1]). Die freie Wohlfahrtspflege wird die Vereine nach wie vor ausbauen und vervollkommnen, und sie wird darüber hinaus immer genug neue Bedürfnisse in

[1]) Ausführlicher entwickeln die hier und im folgenden angedeuteten Gedanken einige Aufsätze in dem von Wychgram herausgegebenen Buch „Die deutsche Schule und die deutsche Zukunft", Leipzig 1916, Verlag von Otto Nemnich. Jaeger gibt in diesem Sammelwerk einen idealistischen Ausblick in die Zukunft der Pflege der männlichen Jugend; Mosterts bringt die Probleme der modernen Jugendpflege, vor allem die ihrer Gestaltung sehr treffend auf eine knappe Formel; Hertha Siemering versucht, die gleichen Fragen, soweit sie die Pflege der weiblichen Jugend angehen, zu lösen; von Seefeld behandelt die Frage der Entwicklung der Fortbildungsschule mit Rücksicht auf Jugendpflege und militärische Vorbereitung.

der Jugenderziehung empfinden, für deren Befriedigung sie der Öffentlichkeit vorangehend, immer wieder die geeigneten Methoden auszubilden hat. Das ist in besonderer Anwendung auf unser Gebiet der übliche und natürliche Verlauf der Entwicklung.

Eine künftige obligatorische Jugendpflege würde vermutlich am besten — dahin scheinen die erwähnten Erfahrungen der Kriegsjugendpflege zu weisen — in schulmäßiger Form arbeiten. Wahrscheinlich hätte sie sich zweckmäßig an die Fortbildungsschule anzulehnen bzw. sie könnte mit einem Ausbau der Fortbildungsschule in bestimmten Richtungen identisch sein[1]). Die Voraussetzung einer solchen Forderung wäre die, daß die Fortbildungsschule alsdann für eine Reihe von Jahren die gesamte Jugend zu umfassen hätte[2]). Abgesehen von dem, was sie als Berufsschule zu leisten hat, müßte sie ihren Schülern ein gewisses Mindestmaß ethisch-religiöser Erziehung, staatsbürgerlicher Belehrung und körperlicher Ausbildung geben, eben jenes Mindestmaß von Jugendpflege, das zu fordern ist. An die Stelle einer weiteren militärischen Schulung der jungen Männer hätte bei den Mädchen vielleicht als ein Teil verbindlicher Jugendpflege die obligatorische hausmütterliche Ausbildung zu treten, etwa das, was man heute teilweise als sog. Lernjahr u. a. unter dem recht mißverständlichen Ausdruck „weibliche Dienstpflicht"[3]) fordert. Wir glauben an den erziehlichen Wert dieser

[1]) Neuerdings wird von einer Seite (vgl. v. Lüpke, „Jugendorganisation", Juniheft des IV. Jahrg. der „Dorfkirche", Berlin 1916, Deutsche Landbuchhandlung) als obligatorische Form der gesamten Jugendpflege für beide Geschlechter, nicht allein der militärischen Vorbereitung der jungen Männer, unter Hinweis auf das Vorbild Siebenbürgens eine allumfassende Zwangsjugendorganisation gefordert. Diese soll auch die heutigen Vereine aller Richtungen unverändert aufnehmen. Grundsätzliches gegen solche Pläne ist auf S. 54—55 gesagt. Im übrigen werden Gesellschaftsformen, die sich im ständigen Daseinskampf fremden Einflüssen gegenüber in einer kleineren völkisch und kirchlich merkwürdig einheitlichen Gruppe in Jahrhunderten entwickelt haben, sich nicht ohne weiteres auf das vielgestaltige deutsche Volk übertragen lassen.

[2]) Vgl. Kühne, „Krieg und Fortbildungsschule". „Die Deutsche Fortbildungsschule", XXIV. Jahrg. Berlin 1915. Nr. 23.

[3]) Aus der Fülle der einschlägigen Literatur seien hier nur zwei Schriften genannt: Gnauck-Kühne, „Dienstpflicht und Dienstjahr des weiblichen Geschlechts". Tübingen 1915. J. C. B. Mohr, und: „Die weibliche Dienstpflicht". Unter Mitarbeit von Oberstudienrat Dr. Kerschensteiner, Professor Dr. Alois Fischer, Anna Pappritz, Schwester Agnes Karll, Hofrat Dr. Rommel, Anna von Gierke, Freiin M. von Horn, Ida von Kortzfleisch, Helene Sumper herausgegeben vom Institut für soziale Arbeit, München 1916, Otto Gmelin, die einen ganz guten Einblick in die Gedankengänge der Diskussion geben. (Vgl. die Anzeigen in der „Concordia", XXIII. Jahrg., Berlin 1916, Nr. 13, S. 232—233, und im „Ratgeber für Jugendvereinigungen", X. Jahrg. Berlin 1916, Heft 2, S. 32, und Heft 4, S. 62.) Praktische Versuche, die in der Richtung eines Ausbaues der hauswirtschaftlichen Mädchenerziehung liegen, sind im „Ratgeber" in den letzten Jahrgängen verfolgt worden.

spezifisch weiblichen Schulung, an ihre Bedeutung für die Entfaltung der weiblichen Persönlichkeit, wie immer das Lebensschicksal des einzelnen Mädchens sich gestalten möge. Eine solche jugendpflegerische Einrichtung müßte die Mädchenfortbildungsschule von heute für die Aufgaben der Berufserziehung frei machen. Das fein durchdachte System einer Mädchenerziehung das gleichmäßig und zu rechter Zeit diesen drei verschiedenen Aufgaben gerecht wird, muß noch gefunden und ausgebildet werden.

Als Ergänzung eines solchen Systems jugendpflegerischer Einrichtungen für beide Geschlechter sind planmäßige Berufsberatung[1]) und für die Jugendlichen, die aus Rücksichten des Erwerbs oder aus sonstigen Gründen ihren Wohnort wechseln, eine planmäßige Fürsorge zu fordern[2]). Die Lage des Arbeitsmarktes nach dem Kriege, wie die künftige Gestaltung unseres Wirtschaftslebens überhaupt, werden alle solche Maßnahmen weitgehend beeinflussen und vor allem den Zeitpunkt ihrer Durchführung mitbestimmen. Unseren Wünschen stellt sich die Jugendpflege der deutschen Zukunft als ein gewaltiger Bau dar, von reicher und sinnvoller Gliederung, der im weiten Raum auch die Vielgestaltigkeit der einzelnen Vereine umfaßt, ohne sie zu beengen.

---

[1]) Einen guten Einblick in die Grundsätze und wichtigsten praktischen Maßnahmen der Berufsberatung gibt Heft 11 der Flugschriften der Zentralstelle für Volkswohlfahrt: Altenrath u. Wolff, „Berufsberatung und Berufsvermittlung für die Volksschuljugend“. Der Gedanke, daß die Verluste des großen Krieges und die in der Folgezeit aller Voraussicht nach ohnehin gesteigerte Schwierigkeit, uns auf dem Weltmarkt zu behaupten, uns nötigen, mit den im deutschen Volk vorhandenen körperlichen und geistigen Fähigkeiten künftig weit ökonomischer umzugehen als bisher, führt neuerdings zur Forderug einer Rationalisierung aller Anlagen durch Einführung der experimentellen Psychologie in die Praxis der Berufsberatung, deren Verwirklichung auch auf die Jugenderziehung von erheblichem Einfluß wäre. Viele werden solche Versuche nicht ohne Bedenken betrachten. Es wäre möglich, daß die Bewertung mancher Eigenschaften, wie die der verschiedenen Berufe, in hohem Maße dem Ermessen des Psychologen bezw. des experimentell arbeitenden Berufsberaters anheimgegeben wäre.

[2]) Näheres zu diesem Gegenstande enthalten folgende Konferenzberichte: „Verhandlungen der zweiten Tagung über die interlokalen und interstaatlichen Beziehungen in der Jugendfürsorge“, Berlin 1913, Carl Heymanns Verlag. „Maßnahmen für die ab- und zuziehende Jugend“, Frankfurt a. M. 1913, Selbstverlag des Instituts für Gemeinwohl, „Fürsorge für Ortsfremde oder nicht seßhafte Jugendliche“, Berlin 1914, Carl Heymanns Verlag, und „Praktische Maßnahmen nach dem Kriege für die abwandernden Jugendlichen“, Sonderdruck aus dem Bericht über die Frankfurter Tagung der deutschen Zentrale für Jugendfürsorge, Berlin 1915. — Die Gedanken sind ferner in einem Aufsatz von Dr. Polligkeit, „Ratgeber für Jugendvereinigungen“, X. Jahrg., Berlin 1916, Heft 5, kurz zusammengestellt. — Zwei Ausschüsse, deren Geschäftsführung die Zentralstelle für Volkswohlfahrt übernommen hat, sind gegenwärtig mit der weiteren Bearbeitung der einschlägigen Fragen beschäftigt.

Übersicht über die wichtigsten Fachzeitschriften aus dem Gebiet der Jugendpflege.

Neutral:

Ratgeber für Jugendvereinigungen. Herausgegeben von der Zentralstelle für Volkswohlfahrt. Berlin, Carl Heymanns Verlag. Preis durch den Buchhändler 1 M., durch die Post 1,60 M. jährlich.

Evangelisch:

Rundschau. Organ der Nationalvereinigung der evangelischen Jünglingsbündnisse Deutschlands. Barmen, Selbstverlag. Preis 3,60 M. jährlich.

Der Jünglingsverein. Eine Monatsschrift für die Leiter und Vorstände evangelischer Männer- und Jünglingsvereine. Berlin, Buchhandlung des Ostdeutschen Jünglingsbundes. Preis 2,50 M. jährlich.

Fürsorge für die weibliche Jugend. Herausgegeben vom Evangelischen Verband zur Pflege der weiblichen Jugend Deutschlands. Berlin-Dahlem, Selbstverlag. Preis 2 M. jährlich.

Mitteilungen an die Mitglieder des Bundes Deutscher Jugendvereine. Nikolassee-Wannsee, Kirchweg 8. Nur auf Grund der Mitgliedschaft erhältlich.

Katholisch:

Jugendführung. Herausgegeben vom Generalsekretariat der katholischen Jugendvereinigungen Deutschlands. Düsseldorf, Kommissionsverlag L. Schwann. Preis 5 M. jährlich.

Der Jugendverein. Herausgegeben vom Generalsekretariat der katholischen Jugendvereinigungen Deutschlands. Düsseldorf, Kommissionsverlag L. Schwann. Preis 2,50 M. jährlich.

Der Jungfrauenverein. Organ für die Leiter katholischer weiblicher Jugendvereine. Bochum, Verlag des Jungfrauenvereins. Preis 2,05 M. jährlich.

Jugendpflege. Monatsschrift zur Pflege der schulentlassenen katholischen Jugend. München, Pestalozzistr. 4. Preis 5 M. jährlich.

Jüdisch:

Mitteilungen des Verbandes der jüdischen Jugendvereine Deutschlands. Berlin, Selbstverlag. Preis 3 M. jährlich.

Sozialdemokratisch:

Arbeiterjugend. Berlin, Zentralstelle für die arbeitende Jugend Deutschlands. Preis 50 Pf. vierteljährlich.

Körperliche Ausbildung:

Körper und Geist. Herausgegeben vom Zentralausschuß für Volks- und Jugendspiele. Leipzig und Berlin, B. G. Teubner. Preis 2 M. vierteljährlich.

Deutsche Turnzeitung. Blätter der Deutschen Turnerschaft. Leipzig, Kommissionsverlag von Paul Eberhardt. Preis 1,50 M. vierteljährlich.

Monatsschrift für das Turnwesen. Zeitschrift für die Erziehung der Jugend durch Turnen, Spielen, Wandern, Schwimmen, Rudern und winterliche Leibesübungen. Berlin, Weidmannsche Buchhandlung. Preis 3,60 M. halbjährlich.

Der Jungdeutschlandbund. Bundeszeitschrift. Berlin, E. S. Mittler u. Sohn. Preis 75 Pf. vierteljährlich.

Jugendbewegung:

Freideutsche Jugend. Herausgegeben von der Hamburger Freideutschen Jugend. Hamburg, Adolf Saal. Preis 2 M. halbjährlich.

Wandervogel. Herausgegeben vom Wandervogel, e. V. Wolfenbüttel, Julius Zwißlers Verlag. Preis 4 M. jährlich.

Alt-Wandervogel. Herausgegeben vom Alt-Wandervogel, e. V. Göttingen, Kurze Geismar-Straße 20c. Preis 4 M. jährlich.

Jung-Wandervogel. Zeitschrift des Bundes für Jugendwandern „Jung-Wandervogel". Nicht im Buchhandel, nur auf Grund der Mitgliedschaft erhältlich.

Fortbildungsschulwesen:

Die Deutsche Fortbildungsschule. Herausgegeben vom Deutschen Verein für das Fortbildungsschulwesen. Berlin und Leipzig, Hermann Hillger. Preis 2,50 M. vierteljährlich.

Preußische Fortbildungsschulzeitung. Herausgegeben vom Preußischen Verbande hauptamtlicher Fortbildungsschulmänner. Langensalza, Verlag von Julius Beltz. Preis 1 M. vierteljährlich.

Seite

schlechts. Tübingen 1915, J. C. B. Mohr . . . 58

Graf, Engelbert: Wie soll man wandern? Berlin 1913, Vorwärts-Buchhandlung . . . 39

Grote, Erika: Aus meiner Arbeit. Ratg. f. Jugendverein., X. Jahrg. Berlin 1916. S. 10ff. . . . 20

Haupt: Jugendpflege und Jugendpfleger. Gemeinwohl, Zeitschr. d. Berg. Vereins f. Gemeinwohl, XXVII. Jahrg. Elberfeld 1914. S. 7ff. . . . 19

Hamburger Volksheim: Bericht über das Vereinsjahr 1915/16 . 10

Jahrbuch d. Zentralaussch. f. Volks- u. Jugendspiele. Leipzig, jährlich, Teubner . . . 12

Jauch: Moderne Jugendpflege. Freiburg 1915, Herder. . . . 29

Jauch: Wie erreichen wir eine umfassendere Organisation der Jungmännerwelt? Jugendpflege, III. Jahrg. München 1915/16. S. 76 u. 109. . . . 24 u. 35

Jorns, Dr. Auguste: Staatsbürgerliche Belehrung der Jugend. Ratg. f. Jugendverein., X. Jahrg. Berlin 1916. S. 81ff. . . . 26

Jugendalmanach. Berlin SW 68, Vorwärts-Verlag. Jährlich . . . 38

Jugendpflege, 3. Folge der: Zur Pflege der weibl. Jugend. Alte und neue Wege zur Förderung der schulentlassenen Jugend. Jena 1913, Eugen Diederichs . . . 23

Jugendpflege, Zusammenstellung der wichtigeren Bestimmungen und Erlasse und Verzeichnis der Ausschüsse für Jugendpflege in Preußen, bearbeitet im Bureau d. Min. d. geistl. u. Unterrichtsangelegenh. Berlin 1914, Schriftenvertr.-Anstalt 4

Jugendtag, 2. kathol., in Stuttgart. Vorbericht. München 1914, Verlag d. Verb. d. südd. kathol. Arb.-Vereine . . . 35

Jungdeutschlandbund, Jahresbericht des, für die Zeit vom 13. Nov. 1911 bis 31. März 1913. Berlin 1915, Mittler & Sohn . 37

Kabisch: Erziehender Geschichtsunterricht. Göttingen 1913, Vandenhoeck & Ruprecht. 6.50 M. . 26

Kühne s. a. Gnauck . . . 58

Kühne: Krieg und Fortbildungsschule. Die deutsche Fortbildungsschule, XXIV. Jahrg. Berlin 1915. Nr. 23 . . . 17 u. 58

Landesausschuß, 2. Bericht über die Tätigkeit des Landesausschusses und der ihm angeschlossenen Ausschüsse und Landesverbände. Dresden 1915 . . . 9

Landesausschuß, Mitteilungen des Landesausschusses, Dresden, Juni 1916: Ergebnis der Fragebogen für 1915 . . . 9

Landesausschuß, Richtlinien für den Landesausschuß für Jugendpflege im Königr. Sachsen, e. V., und die ihm angeschl. Ausschüsse. Dresden 1914 . . . 9

Lembke, Fr.: Handbuch der Jugendpflege auf dem Lande. Berlin 1913, Deutsche Landbuchhandl., G. m. b. H. 3.— M. . . . 23

Lion: Die deutsche Pfadfinderbewegung und Wehrkraftbewegung und ihre Ursache. München 1913, Gmelin . . . 37

Lücking: Die jüngeren und älteren Mitglieder unserer ländlichen Jugendvereine. Jugendführung, III. Jahrg. Düsseldorf 1916. S. 1 . 24

Lüpke, v.: Jugendorganisation. Juniheft des IV. Jahrg. d. „Dorfkirche". Berlin 1916, Deutsche Landbuchhandl. . . . 58

Mädchenverein, Der. Berlin 1916, Carl Heymann . . . 23

Mahling, Fr.: Die Psychologie der Jugendlichen und das religiöse Moment in der Jugendpflege. Leipzig 1913, Paul Eger . . . 25

Maßnahmen für die ab- und zuziehende Jugend. Frankfurt a. M. 1913, Selbstverlag d. Instituts f. Gemeinwohl. . . . 59

Maßnahmen, praktische, nach dem Kriege für die abwandernden Jugendlichen. Sonderdruck aus dem Bericht über die Frankfurter Tagung der deutschen Zentrale für Jugendfürsorge. Berlin 1915 . 59

Militärische Vorbildung der älteren Jahrgänge der Jugendabteilungen während des Kriegszustandes. Belehrungskursus, 23.—25. März 1916. Vorträge. Herausgeg. v. Kriegsministerium. Berlin 1916, Verlagsbuchhandl. W. Greve . . 53

Mosterts: Das Jungmännerproblem. Jugendführung, II. Jahrg. Düsseldorf 1915. S. 177 . . . 24

Moy, Graf: Militärische Jugenderziehung. München 1915, C. Schnell 55

Müller-Meiningen: Brauchen wir ein Reichsjugendwehrgesetz? Leipzig 1915, B. G. Teubner . . 55

Fortsetzung siehe 4. Umschlagseite.